U0243556

习惯对了不生病

于康 著

中華書局

图书在版编目(CIP)数据

习惯对了不生病/于康著. -北京:中华书局,2009.10

ISBN 978-7-101-06875-7

Ⅰ.习… Ⅱ.于… Ⅲ.饮食-卫生习惯-基本知识 Ⅳ.R155.1

中国版本图书馆CIP数据核字(2009)第123229号

书　　名　习惯对了不生病
著　　者　于　康
责任编辑　马　燕　夏文芳
出版发行　中华书局
　　　　　(北京市丰台区太平桥西里38号　100073)
　　　　　http://www.zhbc.com.cn
　　　　　E-mail:zhbc@zhbc.com.cn
印　　刷　北京瑞古冠中印刷厂
版　　次　2009年10月北京第1版
　　　　　2009年10月北京第1次印刷
规　　格　开本/880×1230毫米　1/32
　　　　　印张5½　字数76千字
印　　数　1-8000册
国际书号　ISBN 978-7-101-06875-7
定　　价　19.00元

前 言

当步入21世纪的时候，人们逐渐认识到“最好的医生就是自己”。其实，最好的营养师也是你自己。人的一生注定要和各种食物打交道。从出生到70岁，包括饮水在内，一个人平均吃75000次饭，摄入的食物总量可达60余吨。这些数字表明了食物对人体可能产生的巨大影响。

早在1992年，世界卫生组织在《维多利亚宣言》中就提出，建立良好生活方式是健康的基础。而良好生活方式的核心可归结为“合理膳食、适量运动、戒烟限酒、心理平衡”，有人将其称为健康的“四大基石”。其中，合理膳食是“基石中的基石”。

《中国居民营养与健康状况调查》的结果显示，我国的慢性非传染性疾病的患病人数呈现迅速上升的趋势。其中,成人高血压患病率为18.8%,估计全国患病人数达1.6亿多。与1991年相比,患病率上升了31%,患病人数约增加7000多万。高血脂的患病率为18.6%,估计患病人数达到了1.6亿。大城市20岁以上的人糖尿病患病率由4.6%上升到6.4%,中小城市由3.4%上升到3.9%。全国目前糖尿病的患病人数为2000多万,另有近2000万人空腹血糖异常。这一组令人心忧的数据表明:在物质生活空前发达的今天,以不合理饮食为基础的不良生活方式已经并正在对人们的健康产生巨大的负面影响。

正是在这样的大背景下,越来越多的人开始关心自己的饮食习惯是否合理、饮食模式是否健康。在朋友们的鼓励和帮助下,这本小书应运而生了。我尝试着将深奥的营养专业理论变为具有现实针对性和可操作性的生活指导。也许,在一些人看来,按照本书的观点来调整自己的饮食模式并非易事。但是,相信更多的人还是愿意进行这样的尝试,并逐步变成自觉的行为。相信越来越多的人会因这种改变而获得健康水准的提升。

在本世纪初,我们提出"做自己的营养医生"的口号,这既是我们多年来营养科普宣教的核心思想，也是本书的出发点和落脚点。本着这一宗旨，我们还将继续为大众提供更多、更精的营养宣教读物。

在此，我真诚地感谢所有为本书的编写和出版作出贡献的老师和同道；特别感谢北京昭光大众健康研究所的黄倩女士及其同事给予的帮助；特别感谢出版社的有关编辑为本书所付出的巨大努力和出色的工作。

最后，我愿用这样一句话与广大读者共勉："做自己的营养医生，让合理营养伴健康同行！"

于 康

2009 年秋，于北京协和医院

目 录

Contents

第一章

别让错误的吃饭习惯害了你

不吃或随便对付早餐

需要特别注意的人群：老人、学生、上班族

对于时间紧张的学生或者上班族，早晨的每一分每一秒都是十分宝贵的，再加上温暖被窝的诱惑，留给早餐的时间就更少了。所以很多人早晨习惯随便抓点东西吃两口，甚至干脆就不吃了，这样对身体的健康有害无益。

不吃早餐的危害

1.上班疲劳、注意力不集中

早餐开启一天的能量供应，使一整晚静息的身体又再度活跃起来。早餐供给的糖和脂肪，经过身体氧化，才能提供能量精力，使思维行动或感觉敏锐起来。正常情况下，早餐摄入的热量应占全天的30%左右。如果早餐吃得少或者干脆不吃，上班的时候容易出现疲乏、注意力不集中等情况。

2.皮肤干燥

人经过一夜睡眠，排尿、皮肤代谢、呼吸过程等消耗了大量的水分和营养，清晨已处于半脱水状态。如果早餐再不补充水分，长此以往，皮肤就会变得干燥。

解决方案

1.四类早餐的最优吃法：

烧饼包子——搭配豆浆。

面包牛奶——最好选全麦面包，少涂黄油、果酱。

清粥小菜——搭配鸡蛋或瘦肉，还可选豆腐或豆腐干。

西式快餐——多吃蔬菜。

2.一杯饮料不可少

推荐饮料：白开水、淡果汁、鲜豆浆、鲜牛奶。

3.不要吃得太早

最好在7点以后吃早餐，以免增加肠胃负担。老人时间充裕，可以在8:30以后吃。

4.吃热不吃干

干饭会降低体力和脑力，导致身体抵抗力降低，极易患病。但对于糖尿病人来说，早晨不要空腹喝粥，最好吃点干饭，这有利于上午的血糖控制。这是因为大米的主要成分是淀粉，淀粉不溶于水，但淀粉加热、加水后，淀粉颗粒就会膨胀胶化，易被消化吸收。粥加热时间长，水分多，比干饭更容易被消化吸收，因而对血糖的影响更大。

5.饭后一个水果

水果不仅可以补充水分，还含有充足的维生素、微量元素以及碳水化合物，是相对单调早餐的最好补充。有减肥需求的人可以把水果放在饭前吃。

贴心提示

上班族一周早餐食谱推荐

周一：1份牛奶麦片+2片夹草莓酱、奶酪的面包

周二：1杯豆浆+1个花卷+1块蛋糕+1个梨

周三：1杯酸奶+1个鸡蛋饼+1个苹果

周四：1份牛奶麦片+1个肉包子+1根香蕉

周五：1杯牛奶+1份夹生菜、鸡胸脯肉的三明治面包+1个煎饼+1个橘子

周六：1碗米粥+1个煎鸡蛋+1只烧麦+1个菜包子+1

杯酸奶

周日：1 份牛奶麦片+1 根火腿肠+1 个早餐面包+1 根香蕉

常吃工作餐

需要特别注意的人群：上班族

上班族不管是在公司吃午饭还是叫外卖，都比较单调，很难达到营养均衡，而且因为工作的忙碌或者口味的问题，往往都是随便扒几口了事，长期下来，很容易种下健康隐患。

常吃工作餐的危害

1.消化不良

一般来说，上班族的午餐时间大约为 1 个小时，但是很多人吃饭的时间不到 10 分钟，甚至更短。狼吞虎咽结束以后又继续回到座位上，给肠胃带来了沉重的负担。很多上班族就是这样患上了消化系统疾病。

2.厌食及营养不良

简单而重复的盒饭或者大锅饭，缺乏新鲜的绿叶蔬菜，属于不平衡膳食，口味又欠佳，长此以往，容易使人产生厌烦心理，并导致厌食及营养不足。

3.肥胖及相关疾病

尤其对于坐班族而言，长期吃工作餐会导致热量摄入超标，加上缺乏运动，导致肥胖及高血压、糖尿病、高脂血症等。

解决方案

1.准备一些牛奶饼干

公司有食堂的话，工作餐的主要问题在于口味平淡。平时为自己准备点牛奶饼干，可以起到补充营养、调节胃口的作用。

2.盒饭族自备水果

盒饭的最大缺点在于缺乏优质的绿色蔬菜，容易引起维生素缺乏。每次饭后补充一个水果，可以很好地补充维生素。

3.自带便当，一周不要超过两次

自己带饭固然干净省钱口感好，但是新鲜蔬菜做熟以后超过3个小时维生素就会流失，还可能产生一些对身体有害的物质。而且，温度高的天气饭菜容易变质。所以自己带饭的话，一周不要超过两次，而且要尽量少带绿叶蔬菜。

4.把吃饭时间延长到15分钟以上

只有细嚼慢咽，才能充分吸收营养，并缓解肠胃负担。

贴心提示

对上班族而言，外出拼餐或者就餐是不错的选择。

中式午餐

好的选择：青菜、宫爆鸡丁、米饭、水果盘

多吃新鲜蔬菜，少吃油腻食物。豆制品是优质植物蛋白质的来源，是中餐的首选。油菜等新鲜蔬菜可促进豆制品中微量元素的吸收。

在选择荤菜时，也要尽量点较清淡的，宫爆鸡丁就不像其他荤菜含较多脂肪，同时还富含钙、镁、铁等元素。

白米饭，可以满足大脑和肌肉正常工作所需的糖分。

饭后甜点，水果是最适合的选择。饮料最好选择茶等碱性饮料，可以中和肉类等酸性食物，达到酸碱平衡，同时又富含抗氧化物质，可以清除体内垃圾。

油炸食品、炒饭、甜点热量高而且没有营养，最好少吃。

西式午餐

好的选择：蔬菜、比萨饼、水果沙拉

比萨是不错的午餐选择，比萨中的面饼含有足够的碳水化合物,蔬菜含有膳食纤维和维生素,奶酪可以提供蛋白质和钙质。

水果沙拉很适合做为餐后甜点，它可以提供大量的维生素 C。用生菜沙拉作头菜也不错,但注意不要放太多沙拉酱,因为沙拉酱也是高热食品。

饼干、咖啡是午餐不宜选择的。

晚餐过于丰盛

需要特别注意的人群：应酬族、“啃”老族、餐馆族、老年人

应酬多的人，天天晚上觥筹交错；家里有老人照顾的人，白天在外忙了一天，晚上回到家里丰盛的晚餐早就准备好了；颇有余钱的白领，晚上不想做饭，经常呼朋唤友出去搓一顿。在丰盛的晚餐面前，“早吃好，午吃饱，晚吃少”的健康忠告早就忘到九霄云外去了。

晚餐丰盛的危害

1.高血脂、动脉硬化和冠心病

晚餐后血液中的脂肪含量增多，如果马上睡觉，血流缓慢，血脂的凝固性增强，极易沉积在血管壁上，促使动脉硬化和血栓的形成。

2.肥胖症

晚上活动少，消耗热量少，如吃得过饱，则多余热量会合成脂肪，使人发胖。

3.肠癌

晚餐过饱，有些未被消化吸收的蛋白质在肠道细菌的作用下产生的有毒有害物质会促使大肠癌的发生。

4.尿道结石

晚餐过晚过饱，使人的排尿时间处于睡眠期，尿液会潴留在尿道中，容易形成尿道结石。

解决方案

1.早点吃

很多人白天上班，晚上回家做好饭就已经很晚了，吃完饭以后马上就上床睡觉，这样十分危险，尤其对消化系统退化的老人和尚未发育完全的孩子。所以，晚饭的最佳时间是晚上 6 点到 8 点。最好等到晚餐 4 小时以后再上床睡觉。

2.吃素点

晚餐常吃肉的人，其血脂一般要高于正常人的 2 至 3 倍。晚餐吃肉，对人体健康危害极大，尤其是消化功能已经衰退的老年人和患高血压、冠心病的老年人。如果晚餐经常吃肉，会留下生病的隐患。

3.少吃点

晚餐所供给的热量以不超过全日膳食总热量的30%为标准，而且晚餐后运动量小，所以要少吃，而且最好吃一些热量不高的食物。

贴心提示

上班族一周晚餐食谱推荐

周一：金银花卷+清蒸鲜鱼+蒜蓉茼蒿+百合莲子银耳羹

周二：米饭+清炖排骨藕+冬笋炒鸡肫+芥菜汤

周三：米饭+西芹牛柳+草菇扒时蔬+海米芹菜汤

周四：发糕+西红柿炒鸡蛋+豆豉辣椒炒豆腐+绿豆汤

周五：红豆米饭+西芹百合炒虾仁+尖椒土豆丝+豌豆鹌鹑蛋汤

周六：糙米饭+熘肝尖+雪菜虾皮炒黄豆芽+鲫鱼榨菜汤

周日：香米饭+胡萝卜烧牛肉+清炒西兰花+黑木耳冬瓜汤

爱吃夜宵

需要特别注意的人群：烧烤啤酒族、业务员、年轻人

现在年轻人的夜生活十分丰富，看足球、聊天、上网等等，夜宵成为三餐之外的第四餐，尤其受年轻人喜爱的是烧烤和啤酒，这样的生活看似惬意，实际上却是在透支健康。

常吃宵夜的危害

1.尿路结石

夜宵吃完后很快就会睡觉，饭后的4~5小时是人体的排钙高峰，当排钙高峰期到来时，人已上床入睡，尿液便潴留在输尿管、膀胱、尿道等尿路中，不能及时排出体外，致使尿中钙不断增加，容易沉积下来形成小晶体。久而久之，逐渐扩大形成结石。

2.食道癌、脂肪肝

烤肉中含有大量蛋白质，摄入蛋白质过多，人体吸收不了就滞留于肠道中，会变质并产生氨、吲哚、硫化氢等毒素，刺激肠壁诱发癌症。如果再加上饮酒，很容易与“酒精性脂肪肝”结缘。

3.性功能减退

经常在夜间进食高脂肪、高蛋白的食物，很容易使人体内血脂突然升高。人体的血液在夜间经常保持高脂肪含量，夜间进食太多，或频繁进食，会导致肝脏合成的血胆固醇明显增多，并且刺激肝脏制造更多的低密度脂蛋白，运载过多的胆固醇到动脉壁堆积起来，成为阳痿的诱因之一。

4.失眠多梦

宵夜后，胃、肠、肝、胆、胰等器官在餐后的紧张工作会传送信息给大脑，引起大脑活跃，并扩散到大脑皮层其他部位，诱发失眠。

解决方案

1.选择清淡、易消化食物

理想的夜宵食物应易消化、含热量低，具有丰富的维生素和蛋白质等。倘若工作结束吃夜宵，应吃些菜粥、蛋花汤、馄饨之类。这些食物既可以补充身体所需的营养又不会加重肠胃负担。若吃过夜宵仍需进行工作,则可依据晚餐的营养标准进行选择。

2.吃七八分饱

夜宵吃得七八分饱即可,否则会让消化变慢,延缓胃排空时间。有些人因此会在夜里睡不好,甚至影响第二天早晨的食欲,吃不下最重要的早餐。夜宵最好在睡前 2 小时食用,至少也要间隔 15 分钟以后再休息。

3.补充维生素 A

维生素 A 可调节视网膜感光物质——视紫红质的合成,能提高熬夜工作者对昏暗光线的适应力,防止视觉疲劳。夜宵可吃一些颜色较深的蔬菜水果,或含维生素 A 的营养补充剂。

贴心提示

女性最佳宵夜推荐:

红豆粥/木瓜沙拉——排毒

红豆中含有的石碱酸成分能促进大肠蠕动,增加排尿,减少便秘,帮助清除下半身脂肪。木瓜含有独特的蛋白分解酵素,能清除因吃肉而积聚的脂肪,其果胶成分更是优良的洗肠剂，有利于排除体内废物。

果蔬汁——均衡营养

苹果、胡萝卜、菠菜和芹菜切成小块，加入牛奶、蜂蜜、少许冰块，用果汁机打碎，制成营养丰富的果蔬汁。

香蕉木瓜酸奶——补充能量

香蕉、木瓜和优质酸奶放在一起打碎，营养丰富且能够补充身体所需的很多能量。

鲜果汁——美容

2个猕猴桃、4只橙子、1个绿柠檬所组成的新鲜果汁中含有丰富的维生素C，非常美容。

黄瓜汁——解乏

1根新鲜黄瓜、0.5升豆浆、3片薄荷，一同打碎搅拌后制成清凉的黄瓜汁，夏天熬夜时来一杯，消暑又解乏。

枸杞茶——安神

枸杞1小把、红枣3~4颗。开水冲泡服用，或水煮服用。如口干舌燥或火气很大，可另加菊花1~2朵冲服。红枣可先剪开。

口味过重

需要特别注意的人群：老人

中医认为“膏粱厚味，足（以）生大丁（疔）”，意思是进食五味过度、肥腻厚味的食物会对身体造成伤害。太甜、太咸、太酸、太辣、太苦等厚味，都有害健康。尤其是老人，味觉减退，不知不觉口味就会重起来，更要引起足够的警惕。

口味过重的危害

1.多盐——高血压、肾功能衰竭

盐的成分是氯化钠，血液中钠离子长期超标的话，会造成肾脏负担加重，高血压等疾病的风险增高。

2.多糖——糖尿病、高血脂

食物过甜的最直接后果就是热量摄取过多，长期积累，导致肥胖。

3.多酸、多辣——胃痛、消化系统炎症

食物过酸或过辣会刺激和损伤胃肠黏膜，引起慢性炎症。

解决方案

1.吃饭时少喝水

对口味重的人来说，吃饭的时候喝水容易冲淡消化液，使食物的味道减轻，更容易加重口味。

2.色香味代替重味

口味重其实不过是口感的一种需要，只要饭菜色香味俱全，就很容易淡化甚至忘却钟爱的重口味。

3.戒烟限酒

烟酒对味蕾都会有一定的刺激和伤害作用，所以口味重的人更应该戒烟限酒。

4.细嚼慢咽，远离零食

细嚼慢咽除了有助消化以外，还可以增强食物的鲜美感。经常吃零食，味蕾一直处于被刺激状态，在吃饭的时候，对味觉的反应就会比较迟钝。

贴心提示

怎样吃盐才健康?

1~6岁的儿童每天吃盐总量不应超过2克;1周岁以前每日总量不超过1克;成年人每天食用的盐总量不超过5克,同时不少于3克。

糖尿病患者或者高血压患者,每天食盐总量不超过3克;糖尿病高血压合并症患者,每天食盐总量不超过2克;肾脏疾病患者,也应适当减少食盐摄入量,以每日2克左右为宜。

抵挡盐的诱惑

多吃水果:大部的水果都是高钾低钠的食品,如:香蕉、葡萄、葡萄干、橘子、苹果、桃、番石榴、枣等,含有丰富钾离子,可以达到控制血压的保健效果。

自己动手做较健康,餐馆的饮食常使用大量的食盐、味精等调味,应尽量避免在外用餐。

采用易保持食物原味的烹调方法:如煎、烤、蒸、炖等,吃出食物的真味。

购买调味料如味精、番茄酱、蒜盐、沙茶酱时必须先看清楚包装标示，注意钠的含量，或是避开高盐分的东西，如酱菜、腌肉、咸鱼、腊肉和罐头食物等。

使用葱、姜、蒜等经油爆香后产生的油香味来增加食物的可口性，譬如葱油鸡。

利用蔬菜本身的风味：例如青椒、番茄、洋葱、香菇等，和味道清淡的食物一起烹煮，比如番茄炒鸡蛋。

炒菜时可改用低钠盐。低钠盐主要是将盐分内的钠离子减半而以钾离子来代替，口味上不会有太大的差异，增加了钾，有降血压、保护血管壁的功能，减少中风和心脏病的危险。

控盐又美味的方法

炒菜快出锅时再放盐

烹制爆肉片、回锅肉、炒白菜、炒蒜薹、炒芹菜时，在旺火、热锅油温高时将菜下锅，并以菜下锅就有“啪”的响声为好，全部煸炒透时适量放盐，炒出来的菜肴较嫩，养分损失亦较少。

大鱼大肉用盐先腌一下

蒸制块肉、烧整条鱼、炸鱼块时，在烹制前先用适量的盐稍微腌渍再烹制，有助于咸味渗入肉体。烹制鱼圆、肉圆等，先在肉茸中放入适量的盐和淀粉，搅拌均匀后再吃水，这样能吃足水分，烹制出的鱼圆、肉圆亦鲜亦嫩。有些爆、炒、炸的菜肴，挂糊上浆之前先在原料中加盐拌匀上劲，可使糊浆与原料粘密而不致产生脱袍现象。

凉菜吃之前再放盐

凉拌菜如凉拌莴苣、黄瓜，放盐过量，会使其汁液外溢，失去脆感。如能在食前片刻放盐，略加腌制沥干水分，放入调料，食之更脆爽可口。

红烧的菜先放盐

做红烧肉、红烧鱼块时，肉经煸、鱼经煎后，即应放入盐及调味品，然后旺火烧开，小火煨炖。

炖汤最后放盐

肉汤、骨头汤、腿爪汤、鸡汤、鸭汤等荤汤在熟烂后放盐调味，可使肉中蛋白质、脂肪较充分地溶在汤中，使汤更鲜美。炖豆腐时也当熟后放盐，与荤汤同理。

爱吃鸡精

需要特别注意的人群：孩子、孕妇、高血压患者

很多人认为，味精是化学合成物质，不仅没什么营养，常吃还会对身体有害。鸡精则不同，它是以鸡肉为主要原料做成的，不仅有营养，而且安全。其实，鸡精的主要成分就是味精（谷氨酸纳）和盐。其中，味精占到总成分的40%左右，另外还有其他的一些有益成分。

鸡精吃多的危害

1.伤害味觉

鸡精的40%是味精，长期大量食用，会伤害味觉，引起味觉迟钝。

2.过度加热会产生有害物质

鸡精本身无毒，但是加热到一定程度，会分解出一些有害物质，危害人体健康，甚至可能致癌。所以一定要出锅前再加鸡精。

3.导致恶性循环，不利控盐

鸡精中味精的主要功能在于它能产生"鲜味"，作为一种氨基酸，在被食用时，刺激位于舌部味蕾的氨基酸受体，就能使人感受到可口的鲜味。日常生活中人们对盐和味精等调味品的需要，某种程度上只是味觉的一种习惯，并非真正的身体需要；而且血压越高，味觉越不灵敏，越要求味道的浓重，这样很容易导致恶性循环。为了从根本上使血压得到控制，就应少吃盐和味精。

解决方案

1.出锅前再加鸡精

虽然味精本身没有毒性，但是在使用味精时应特别注意温度，不要过早地放入味精。因为谷氨酸钠在120℃以上会发生化学变化变成焦谷氨酸钠，不仅鲜味减退，还有轻微的毒性，所以味精一般应在出锅前加入。

2.用其他调味品代替

辣椒、大蒜、葱、香料等都可以起到调味作用，和鸡精搭配使用或者代替鸡精，都可以起到协助控盐的作用。

贴心提示

什么情况下不宜用味精?

分娩三个月内的母亲和婴幼儿所食的菜肴不宜加入过量味精，因为味精中的谷氨酸钠通过乳汁或食物进入婴儿体内,会与婴幼儿血液中的锌发生特异性结合,生成不被机体吸收利用的谷氨酸锌随尿液排出,导致婴幼儿缺锌。

碱性强的食品不宜用味精。谷氨酸钠中的钠活性甚高，容易与碱发生化学反应，产生一种具有不良气味的谷氨酸二钠,失去调味作用。所以在碱性较强的海带、鱿鱼等菜肴中不宜加味精。

酸味菜系不宜用味精。味精遇酸性不易溶解，酸性越大,溶解度越低,加入味精不起作用。

做凉拌菜不宜直接加味精，味精在70℃以上才能充分溶化。凉菜温度低,直接加入味精不易溶解。应事先用少量温开水化开,再浇到凉菜上,稍加翻拌,效果较好。

做馅料时不宜用味精。做馅料时放入味精,不论是蒸或煮,都会受到持续的高温,使味精变性,失去调味的作用。

特别鲜的原料不宜用味精。如蘑菇、香菇、鸡、牛、产于河海中的鱼虾以及特别新鲜的蔬菜，因为它们本身具有一定的鲜味,加味精反而口味不佳。

无肉不欢

需要注意的人群：糖尿病、高血压、高脂血症患者，痛风患者，心脑血管疾病患者，肥胖人群，中老年人等

荤菜，顾名思义就是鸡鸭鱼肉。现在生活好了，鸡鸭鱼肉早就不算什么奢侈品，只要愿意，天天吃、顿顿吃都没有问题。但这些东西吃多了，可能会对身体造成潜在的危害。

吃荤过度的危害

1.肥胖

荤油中含有大量的饱和脂肪酸，这些脂肪酸进入人体后，不但容易在血液中形成一种粘附于血管壁的低密度脂蛋白，而且多余的脂肪又极易在皮下定居，导致人体肥胖。

2.心脑血管疾病

动物脂肪（如胆固醇）在人体内不易分解，会逐渐沉积在血管内壁上。随着年岁的增长，血管内径会越来越小，血液流通也越来越困难，容易出现动脉硬化。由于血液流通不畅，心脏被迫更加努力地压送血液，从而大大加重了心脏的负担，导致高血压、中风等心脑血管疾病。

3.痛风、关节炎

肉食中最突出的废物之一是尿素和尿酸，为了排泄这些有害物质，人体肾脏要加倍工作。随着年龄的增长，当肾脏开始老化或早衰时，尿酸将得不到有效的排泄，并在全身各处积存。它们会被肌肉吸收，不久还会硬化和结晶。当这种现象发生在关节处时，将患痛风、关节炎和风湿病。当它们侵害神经系统时，将患神经炎及坐骨神经痛。

解决方案

1.荤素搭配

这是最根本的解决办法，对于嗜荤的人来说也许很难，但是为了健康着想，应该努力改变错误的饮食习惯，一荤两素是科学的饮食方式。

2.用植物油做荤菜

人体需要的不饱和脂肪酸主要来自植物油，所以用植物油做荤菜，可以多少补充一些不饱和脂肪酸，达到脂肪酸合理搭配的目的。

3.采用科学的烹饪方法

做荤菜时尽可能采取炖、煮、炒的方式，避免煎、炸。因为煎、炸食品不仅热量更高，还可能产生一些影响健康的有害物质甚至致癌物质。

4.提高鱼在饮食中的比重

对嗜吃荤菜又很难改变饮食习惯的人来说，多吃些鱼、少吃些肉对身体健康更有利。鱼的有益蛋白含量高，脂肪含量低，还含有DHA等有利于大脑保健的物质，是比肉蛋类更健康安全的食品。

5.晚餐和夜宵少吃肉

晚餐和夜宵吃下的荤菜很难在短时间内消化，而且经过一夜的沉淀，荤菜消化产生的各种毒素在身体内积累，危害更大。

6.节假日要小心

节假日免不了大快朵颐，幸福了嘴却苦了胃，而且节假日运动少，大鱼大肉对身体的危害更大。在各大医院，每到节假日，因为饮食就诊的病人是平时的好几倍。所以节假日时千万要注意：一是不要吃得太油腻，二是不要吃得过饱，三是合理运动。

贴心提示

猪、牛、羊肉的保健功效

猪肉是人体蛋白质和脂肪的主要来源之一，含有丰富的磷和铁，也含有其他一些微量元素，如锰、硅、硒、氟等。猪肉具有补肾、养胃、滋肝、润肌肤、滋阴润燥的功效。

牛肉含有的蛋白质、脂肪、维生素A、B族维生素、维生素D、钙、铁、磷等非常丰富。营养价值很高，是滋补强壮的上品。此外，牛肉在强筋骨、养脾胃、安中益气、消水肿、除湿气等方面有很好的药用功效。

羊肉所含的钙质、铁质都高于猪肉，对贫血、肺病及体质虚弱的人非常有益。羊肉可以益气补虚、温中暖下，是治疗虚痨、腹痛、腰膝酸软、产后虚冷的最佳食品。

鱼类的营养价值

鱼类的营养价值较高，它含有高生物价值且极易消化吸收的优质蛋白质，有益于心血管健康的脂肪酸，较低的胆固醇和较丰富的常量元素和微量元素等，这些都使得鱼类在维护人体健康，特别是心脏健康方面扮演着重要的角色。众多研究表明，常吃鱼有助于减低心血管疾病的发生，但也要适可而止。

吃素不当

需要特别注意的人群：全素食主义者、儿童、孕妇

吃素，主要指的是吃蔬菜，是一种广泛流行的健康饮食观念。素食的好处广为人知，对于大多数人来说，多吃一点素食，确实对健康有好处，但是吃素也要注意方法。

吃素不当的危害

1.增加结石发生的可能性

某些蔬菜含较多的草酸，如菠菜、芹菜、番茄等，与其他食物中的钙结合，容易形成草酸钙结石，这是很多喜欢吃素的女性易患结石病的原因之一。大部分蔬菜都是碱性食品，对于已患有磷酸钙结石的病人，日常吃大量碱性食物可使结石增多，且不易排出体外。

2.加重胃肠疾病患者病情

不易消化、粗纤维含量高的蔬菜，如芹菜、春笋等，大量进食后很难消化，胃肠疾病患者不宜多食。粗纤维还容易造成肝硬化患者胃出血或食管静脉曲张出血等，加重病情。

3.影响钙质吸收

怀孕的妇女和生长发育期的儿童、青少年，大量摄入蔬菜会阻碍体内钙、锌吸收，影响孩子智力发育和骨骼生长。

4.造成减肥女性营养不良

如果为“节食”、“饱腹”而大量食用蔬菜，减少或禁食肉类、鱼类，不但影响机体摄取和吸收必需的脂肪酸、优质蛋白质，造成蛋白质营养不良，更阻碍了从荤食中吸收丰富的钙、铁和锌等营养物质。

解决方案

1.吃植物的不同部分

尽量每天都要吃到植物的根、茎、叶、花、果实、种子的部分，根茎叶有：马铃薯、地瓜、山药、红萝卜、牛蒡根、莴苣、白菜、芹菜、高丽菜、豆芽菜、菠菜等等；花有：菊花、莲花、金针、玫瑰花、昙花、薰衣草；果实有：瓜类、秋葵、苹果、木瓜、青椒、柠檬、酪梨、梨、橘子；种子有：谷类、豆类。

2.吃不同颜色的素食

吃蔬菜要讲究“彩虹原则”，不同颜色的素食含有不同的微量元素。一般来说，颜色深的素食更健康。

青色的有：地瓜叶、甘蓝叶、芹菜、青椒、青椰菜、柠檬、番石榴等；

赤色的有：红萝卜、红豆、苹果、红枣、西红柿、枸杞子等；

黄色的有：黄豆、地瓜、玉米、香蕉等；

白色的有：百合、薏仁、白萝卜、白木耳等；

黑色的有：黑芝麻、黑豆、黑木耳、紫菜、海带、桑椹等。

3.荤素搭配

如果长期素食，蛋白质得不到充分供给，将导致记忆力下降，精神萎靡，反应迟钝。临床医生发现，蛋白质不足是引起消化道肿瘤和胃癌的一个重要原因。另外，人脑的形成发育所必需的大部分营养成分必须从动物性食品中摄取，如缺乏可导致人脑退化，患痴呆症。

营养学家们一致认为，从人类进化和抗衰益寿的角度看，单纯素食、绝对素食均不可取，人们应当放弃素食养生的传统观念。在进食素食的同时，补充豆类、奶类和蛋类等，以获得优质蛋白。只有荤素搭配，营养全面，平衡膳食，才是通往健康的长寿之路。

贴心提示

健康吃素妙招

绿叶菜要吃新鲜的

新鲜的青菜,买来存在家里不吃,就会慢慢损失一些维生素,如菠菜在20℃时存放24小时,维生素C的损失则达84%。因此要尽量多吃新鲜蔬菜。

生吃要洗净

蔬菜的污染一是农药,二是霉菌。蔬菜必须用清水多洗多泡,去皮,多丢掉一些老黄腐叶,特别是生吃时更应如此。用淘米水洗菜可以更好地清除蔬菜表面的农药残留，用淡盐水泡一下再用清水洗,可以杀死一半以上的虫卵。

被丢掉的营养

例如豆芽菜,有人只吃上面的芽儿而将豆子丢掉。事实上，豆中含维生素C比芽儿的部分多2~3倍。再就是做饺子时把菜汁挤掉,维生素会损失70%以上。应该在切好菜后用油拌好,再加盐和调料,这样油包菜就不会出汤了。

炒菜用旺火

据测定，大火快炒的蔬菜，维生素 C 损失仅 17%，若炒后再焖，菜里的维生素 C 损失则为 59%。因此炒菜要用旺火，这样炒出来的菜，不仅色美味好，而且营养损失少。炒菜时加少许醋，也有利于维生素的保存。

炒好的菜趁热吃

有的人为节省时间，喜欢提前把菜炒好，然后在锅里温着等人齐了一起吃或下顿热着吃。其实，蔬菜中的维生素 B_1 在炒好后温热的过程中会损失 25%；炒好的白菜若保温 30 分钟会损失 10%，若长到 1 小时，就会损失 20%。

吃菜更要喝汤

许多人爱吃青菜却不爱喝汤。事实上，炒菜时大部分维生素都溶解在菜汤里。以维生素 C 为例，小白菜煮好后，维生素 C 会有 70%溶解在菜汤里；新鲜豌豆放在水里煮沸 3 分钟，维生素 C 有 50%溶解在汤里。在洗切青菜时，若将菜切了再冲洗，大量维生素就会流失到水中。

老人怎样吃素？

素食多样化

没有一种食物可以供给人们所需的全部营养，因此，不同食物要组合、互补，每天的主要食物要在六个品种以上。应多吃谷类、豆类及豆制品、薯类、海藻类、蔬菜类食物，品种越多对身体越有益。另外，一些保健零食也是不错的素食选择，如红枣、花生、花生糊、核桃、芝麻类食品及各种咸甜粥、松软的糕点和各式水果等。

少食多餐

老人除了每天的正餐以外，还可以加两次辅餐，以减少消化系统的压力。

做个半素食主义者

普通成年人荤素比例约为3:7，老年人可以缩减为2:8，或者更少一点。

嗜吃酱油

需要特别注意的人群：高血压、肾病、妊娠水肿、肝硬化腹水、心功能衰竭患者

在厨房烹饪美味时，蒸、煮、炖、烩、炒、烤、煎、炸、炝、拌等很多时候都会用到酱油。酱油不仅能给菜肴增色，还能添味。然而大多数人却忽略了一个很重要的问题：酱油吃多了对人体是有害处的。

酱油吃多的危害

1.混吃损伤肠胃

成品酱油的标签上，通常标注着“佐餐酱油”或“烹饪酱油”。佐餐酱油是可以直接食用的，比如蘸食、凉拌等，即使生吃，也不会危害健康。如果标注为佐餐/烹调，则说明这种酱油既可佐餐，又可用于烹调。而烹调酱油，是不能直接食用的。

2.加深伤口颜色

酱油等含色素食物对伤口颜色造成的影响，因疤痕大小以及个人体质差异而不同。但是如有外伤在身，最好还是暂时“远离”酱油，否则很容易让疤痕颜色变深。另外，民间有一种说法，认为吃酱油皮肤会变黑，这是没有科学依据的。

解决方案

1.烹调时酌量加入

烹调时酌量加入酱油，每次10~30毫升。服用治疗血管疾病、胃肠道疾病的药物时，不要食用酱油烹制的菜肴，以免引起恶心、呕吐。

2.炒青菜时不放酱油

在烹饪绿色蔬菜时不必放酱油，因为酱油会使蔬菜的色泽变得黑褐暗淡，并失去原有的清香。

3.按需选择不同种类的酱油

海带酱油以海带为主要辅料配制而成，含有大量的碘元素，长期食用可预防大骨节病、高血压、结核病等。

无盐酱油以药用氯化钾、氯化铵代替钠盐，适宜心脏病、肾脏病和高血压患者食用。

草菇酱油由大豆与草菇提取液一起进行微生物发酵制成。它虽不属于纯粹的大豆或小麦发酵制品，但具有草菇的鲜美和营养价值。

维生素 B_2 酱油添加了维生素 B_2，可预防维生素 B_2 缺乏症。

铁强化酱油以强化营养为目的，按照标准在酱油中加入一定量的铁剂而制成，可帮助预防和改善缺铁性贫血。

贴心提示

生抽老抽的区别

	颜色	味道	用途
生抽	颜色比较淡，呈红褐色。	一般烹调用，味道较咸。	用来调味，因颜色淡，一般炒菜或者凉菜的时候用得多。
老抽	颜色很深，呈棕褐色，有光泽。	有鲜美微甜的感觉。	一般用来给食品着色，比如做红烧等需要上色的菜时。

吃醋过多

需要特别注意的人群：服药患者、胃病患者、低血压患者

近年来，食醋保健已经成为一种时尚，醋饮品堂而皇之地登上了餐桌。不少家庭还常在室内烧醋熏，洗手洗脚时也加适量的醋，可以消毒抑菌，增强人体免疫机能。但醋未必对人人都适合，同时更不能忽视醋的副作用。

醋吃多的危害

1.中和药物

很多西药都是碱性的，服药期间如果饮用太多醋，会起到中和的作用，从而降低药效。一些中药，如复方银翘片之类的解表发汗中药与之配合时，醋不仅会促进人体汗孔的收缩，还会破坏中药中的生物碱等有效成分，从而干扰中药的发汗解表作用。

2.加重胃溃疡

醋不仅会腐蚀胃肠黏膜而加重溃疡病的发展，而且醋本身有丰富的有机酸，能使消化器官分泌大量消化液，从而加大胃酸的消化作用，导致胃酸增多、溃疡加重。

3.加重低血压

患低血压的病人过多食醋会导致血压降低而出现头痛头昏、全身疲软等不良反应。

解决方案

1.空腹不喝醋

醋对胃有一定的刺激作用，空腹状态下，健康的胃也受不了大量醋的刺激，所以最好在佐餐或者加工菜肴的时候食用醋。

2.夏天适当多吃点

夏季出汗较多，胃酸也相应减少，而且汗液中还会丢失相当的锌，使食欲减退。如果在烹调时加些醋，可使胃酸增多增浓，从而促进食欲。

3.儿童补钙吃一点

醋是儿童烹调中不可缺少的营养“添加剂”。醋可使家禽及水产等动物体内的钙溶解，只有溶解了的钙，才能在小肠中被吸收。如在鱼汤、骨头汤中滴几滴醋，不仅可以使鱼骨软化，还可使钙溶解在汤中。如在烹调含动物蛋白食物的时候加几滴醋，可提高吸收率达70%。

4.炒青菜的时候放一点

醋具有保护维生素C的作用。蔬菜和水果是维生素C的丰富来源，但维生素C在烹调中极易损坏，如在烹调时加入几滴醋，就会使蔬菜中的维生素C的损失减少，而且有利于食物中铁的吸收。

贴心提示

醋的分类

按生产方法的不同，食醋可分为酿造醋和配制醋。配制醋是以食用冰酸醋为原料，添加水、酸味剂、调味料、香辛料、食用色素勾兑而成，仅具有一定的调味功用。而酿造醋是以粮食为原料，通过微生物发酵酿造而成，其营养价值和香醇味远远超过配制醋，具有调味、保健、药用、医用等多种功用。

用醋烹出美味

解腥:烹调鱼类时可加入少许醋,可去除鱼腥。

祛膻:烧羊肉时加少量醋,可去除羊膻气。

减辣:烹调菜肴时,如太辣,可加少许醋,辣味即减少。

添香:烹调菜肴时,加少许醋能使菜肴减少油腻,增加香味。

引甜:煮甜粥时,加少许醋能使粥更甜。

催熟:炖肉和煮烧牛肉、海带、土豆时,加少许醋可使之易熟易烂。

防黑:炒茄子时,加少许醋能使炒出的茄子颜色不变黑。

起花:在豆浆中加少许醋,能使豆浆美观可口。

吃粗粮过多

需要特别注意的人群：孕妇、高血压患者、正在服用精神类药物的患者

粗粮含有丰富的不可溶性纤维素，有利于保障消化系统正常运转。它与可溶性纤维协同工作，可降低血液中低密度胆固醇和甘油三酯的浓度；增加食物在胃里的停留时间，延迟饭后葡萄糖吸收的速度，降低患高血压、糖尿病、肥胖症和心脑血管疾病的风险。

纤维素有助于抵抗胃癌、肠癌、乳腺癌、溃疡性肠炎等多种疾病。但是对于粗粮，我们既要多吃，又不宜吃多，因为粗粮吃多也有坏处。

粗粮吃多的危害

1.影响某些营养素吸收

以25~35岁的人群为例，粗粮吃多的话，会影响人体机能对蛋白质、无机盐以及某些微量元素的吸收。

2.营养不良

长期过度食用粗粮，还会影响吸收，使人体缺乏许多基本的营养元素。所谓“面有菜色”，就是纤维素吃得太多导致营养不良的典型表现。

3.降低药效

膳食纤维还具有干扰药物吸收的作用，它可以降低某些降血脂药和抗精神病药的药效。

解决方案

1.粗细搭配，健康加倍

粗粮和细粮搭配起来吃，既有粗粮的健康功效，又有细粮的好口感。

2.粗粮细做

粗粮细做也是一种常见的健康吃粗粮的方式，唯一的不足是粗粮的细加工可能会破坏一部分膳食纤维。

3.控制每天吃粗粮的量

每天吃粗粮最合适的量是50克,也就是1两左右,小孩和老人应适当减少。我们一直提倡多吃粗粮是因为目前城市居民基本不吃或很少吃粗粮。

4.补充粗粮多喝水

粗粮中的纤维素需要有充足的水分做后盾，才能保障肠道的正常工作。一般来说,多吃1倍纤维素,就要多喝1倍水。

贴心提示

粗粮有哪些?

粗粮是相对平时吃的精米白面等细粮而言的，主要包括谷类中的玉米、小米、紫米、高粱、燕麦、荞麦、麦麸以及各种干豆类,如黄豆、青豆、赤豆、绿豆等。

谷物类:玉米、小米、红米、黑米、紫米、高粱、大麦、燕麦、荞麦、麦麸等。

杂豆类:黄豆、绿豆、红豆、黑豆、青豆、芸豆、蚕豆、豌豆等。

块茎类:红薯、山药、马铃薯等。

另外,一些纤维素含量高的干菜有时也被归入粗粮,如黄花菜等。

不吃主食

需要特别注意的人群：减肥族、应酬族

谷类是中国人传统膳食的主体，谷类食物指的是碳水化合物，这类食物结构中的氢、氧之比与水相同，有利于人体的消化吸收，提供生命活动中离不开的热能，是人体三大产能营养素中最主要、最经济的能量来源。

不吃主食的危害

1.低血糖

主食中的碳水化合物分解后产生葡萄糖。大脑工作时，所需要的唯一能量就是葡萄糖，这是其他任何一种营养素无法替代的。所以，不吃主食可能会引起血糖水平过低，严重者会出现昏迷、休克。

2.亚健康状态

碳水化合物除了为人体提供热能外，还是构成机体组织的主要成分。此外,还有促进消化道运动、防止便秘、预防胃肠道肿瘤等多种功能。碳水化合物与机体某些营养素的正常代谢有着密切的关系,如可以帮助机体氮的储留,对蛋白质有着"节约"的作用,还能调节体内的酸碱平衡。假如碳水化合物摄入不足,人体就会通过脂动员的方式使机体内的脂肪代谢加速,从而产生大量的酸性物质——酮体,使机体处于亚健康状态。

解决方案

1.每天摄入 400~500 克粮食

人体从粮食中摄入的主要是淀粉,适量的淀粉并不会使人发胖,而是在肠道经消化液慢慢分解为糖,糖是大脑劳动的唯一能量来源。大脑每天需要消耗 100~150 克的糖,来自于 400~500 克的粮食摄入,大脑高强度劳动时甚至需要 600 克。

2.“减肥族”:主食不可断

有一些人认为单纯不吃主食就可以减肥,对其他食品却不加节制,这是十分荒谬的。其实,主食的摄入使人产生饱腹感,在一定程度上可以起到节制饮食的作用。减肥,应该减少摄入的是高热量食品而非主食。

3.酒宴过后吃点饭

只吃菜饮酒不吃主食，对肝脏、心血管损害很大，而碳水化物有加强肝脏解毒的功能，适量摄入主食可以起到保肝的作用。应酬时不吃主食或吃主食过少，会导致碳水化物摄入不足，势必要引起高蛋白或高脂类摄入，从而引起痛风，肾脏负担过重。高脂类饮食时人体所需的能量主要由脂肪氧化供给。脂肪氧化不完全会产生酮体，大量酮体会引起酮症酸中毒，轻度中毒会昏迷呕吐，严重者会危及生命。

贴心提示

人类的五层“膳食宝塔”

第五层是调味品：油 25 克，盐<5 克(每人每天需要量。下同。)

第四层是奶和豆制品，含钙量丰富：鲜奶 200 克，豆类食品 50 克

第三层是鸡、鸭、鱼、肉、蛋等蛋白质食物：畜禽肉 50~100 克，鱼、虾类 50 克，蛋类 25~50 克

第二层是蔬菜和水果：蔬菜 400~500 克，水果 100~200 克

第一层是谷类，即主食：谷类 300~500 克，粗细搭配

吃东西必吃“天然”

需要特别注意的人群：孩子、健康观念极强的人

随着人们健康观念的加强，不仅仅是水果、蔬菜、粮食打出了天然食品的招牌，就连肉食、奶制品、海鲜、禽蛋制品也开始争相向纯天然靠拢。天然食品真有那么神奇吗？

乱吃“天然食品”的危害

1.有些天然食品带菌或寄生虫的可能性更大

不少人认为天然食品非常干净，其实，天然食品因为没有接触过农药及另外一些必要的措施，反而在卫生上更要注意。比如，天然蔬菜被寄生虫、虫卵污染的可能性比一般蔬菜要大。柴鸡蛋、各种天然肉食被寄生虫感染的可能性也很大。

所以，天然食品一定要彻底洗干净、煮熟以后再吃。

2.“天然”标签的加工食品代替正餐易造成营养不良

薯片、玉米饼等膨化、油炸加工食品对健康有害，于是商家就打出了"天然"的招牌，比如天然蔬菜饼干、天然蔬菜脆片等。这些食品少吃点对身体是无害的，但是坚决不能代替蔬菜和正餐。因为它们和真正的蔬菜比起来，维生素和微量元素微乎其微，用它们代替蔬菜，很容易引起营养不良。

要想补充蔬菜，还是直接吃新鲜蔬菜为好。

解决方案

1.天然食品主要起调剂作用

虽然天然食品有一定的营养优势，但其实并不明显。再加上不菲的价格，更何况很多是打着"纯天然"的牌子欺骗消费者，所以根据实际情况，调剂一下口味即可，每周吃 2~4 次足矣。

2.天然食品加工要充分

天然食品因为其"天然"，所以更容易受到细菌、虫卵等污染，最好不要生吃。一定要清洗干净、充分加热后再食用，如柴鸡蛋最好不要生吃或做半生不熟的流黄蛋。

贴心提示

野菜不可代替蔬菜

在春天采食野菜的时候,必须记住:野菜的“野”性可以伤体。大多数自生自灭的野生植物都是经过人们长期的选择,被认为不可作为主食蔬菜而从食谱中剔除出去的。除了某些野菜具有特殊的药用价值外,就口感、营养来说,大部分野菜无法与家种植物相比。而且,野菜的植物纤维多较粗,寒性较大,过量食用可伤人脾胃。所以,野菜只能用来调剂口味,不能代替蔬菜。

注意野菜污染

在目前污染十分严重的情况下,生长在污水沟边、湿地、村头舍尾处的野菜,不仅吸附了灰尘,也吸附了空气和土壤中的有害化学物质和气体,成了带有相应毒物、病菌和寄生虫卵的污染体。食用采撷于环境严重污染地带的野菜,味道虽然鲜美,但同时也将有毒物质及致病微生物吃进了体内,给健康带来隐患。因此,应尽可能地去污染程度较轻或无污染的区域,采摘相对较为洁净的野菜。另外,食用野苋菜、柳树芽、野苜蓿和臭椿等时,必须先用开水烫,再用清水漂洗几次，沥去苦水，然后再烧煮食用。若需做凉拌菜，也应先煮熟后沥干水分，再添加醋、蒜，既调味，又灭菌。

防止吃到有毒野菜

我国常见的野菜有三百多种，营养成分较高的约有一百余种，但人们习惯食用的只有数十种，不少野菜是有毒的。如苍耳子含有数种尚未完全明了的毒素，误食者常产生严重的过敏反应，表现为皮肤红肿、面部丘疹、两眼肿胀、全身瘙痒，严重者粘膜溃烂；野生毒芹含有毒芹素生物碱，能麻痹人体运动神经，抑制延脑中枢；有些野菇表皮湿滑，颜色特别鲜艳，但却含有很强的毒素。误食这些野菜后，会出现恶心呕吐、呼吸困难、四肢发冷并麻痹等症状，若抢救不及时，可导致死亡。还有野胡萝卜、野生地、山茄子、猴蒜、天南星、红心灰菜、石蒜等均有毒。因此，难以确定是否有毒时，坚决不采不食，以免招致不测。

学外国人生吃

需要特别注意的人群：老人、孩子、肠胃有问题的人

近年来，很多人开始学习西方人的“生吃”。西方人生吃的习惯由来以久，从蔬菜瓜果到肉类、海鲜，品种繁多。但是，“生吃”从营养学角度来说，有利有弊，不能一概而论。从食品安全的角度来说，更是要万分小心。

生吃不当带来的危害

1.有些蔬菜不宜生吃

生竹笋中含有生氰葡萄糖苷，食用后会引起中毒。生苦瓜含有大量的维生素 C，但是含有较强的抗生育活性的植物蛋白，大量食用可导致不孕或畸胎。

2.影响营养物质的吸收

一些颜色深绿或橙黄的蔬菜，如胡萝卜中含有大量的 β-胡萝卜素，最好熟吃，而且要跟含脂肪比较多的食物一起烹调，这样β-胡萝卜素才能更好地溶入油脂而被人体吸收。菠菜含有丰富的铁，但同时还含有大量的草酸，草酸不经过焯水祛除会影响人体对营养物质的吸收，也不适合生吃。豆芽等豆类中含有抗营养成分的物质（如胰蛋白酶抑制素、生物碱及抗凝血素），不利于营养吸收，应该炒熟再吃。

3.生吃海鲜和肉类影响吸收又致病

虽说生吃海鲜和肉类是可以的，但是从营养学的角度看，生的海鲜和肉类所含有的丰富蛋白质并不能很好地被人体吸收，必须加热到一定程度，使其结构发生改变才有利于消化吸收。另外，生鱼、生蟹、生蚝、生肉上面很容易携带副溶血性弧菌以及肺吸虫囊蚴等寄生虫，食用后会引起食物中毒和寄生虫感染，危害身体健康。

解决方案

1.了解哪些蔬菜适合生吃

大多数蔬菜是适合生吃的，而且生吃能够保留其中的大量维生素。例如番茄、卷心菜、黄瓜、青萝卜、芹菜、洋葱、青椒等，这些蔬菜中含有大量的维生素 C 和许多抗氧化物质，如果经过高温烹调，会大量丢失。这类蔬菜应该凉拌或者榨汁食用，即使煮熟再吃也要尽量缩短烹调时间，并且要马上食用，这样能相应地减少维生素的丢失。

2.蔬菜生吃一定要洗净

就我国目前的卫生情况而言，蔬菜农药残留和虫卵污染的可能性很大，所以生吃前一定要彻底清洗，尤其是绿叶蔬菜。

3.偶尔生吃海鲜和肉类要配合杀菌配料

芥末、辣椒、大蒜、醋等调料都有很好的杀菌作用，偶尔生吃海鲜和肉类时，可以多使用一些蘸料，起到杀菌、助消化的作用。

贴心提示

豆类严禁生吃

四季豆等豆角类蔬菜，生吃或者加热不充分都会含有一种叫亚硝酸氨的有毒物质，食用过多甚至可能致命，切记不可生吃。

不加选择吃水果

需要特别注意的人群：病人、老人、孩子

水果可以提供人体所需的大量维生素和微量元素，对人体健康十分有益。可是，水果可以不加选择地吃吗？是否真的多多益善？

吃水果不当带来的危害

1.四性不合影响健康

上火的话，就不应吃热性水果。夏天要吃一些凉性水果。

2.有些水果热量高，导致肥胖

不是所有水果热量都很低，如榴莲、火龙果等热量就很高。即使做代餐，对减肥也没有帮助。

3.腐烂水果容易引起食物中毒

有些人贪图便宜买带烂点的水果，或者存储过程中出现局部腐烂又舍不得扔掉，把烂点剜了，吃剩下的部分。其实，水果只要腐烂就会产生大量的细菌，并影响整个水果，所以腐烂水果要坚决扔掉。

解决方案

1.彻底清洗

用清水彻底清洗是去除农药的有效办法。清洗时先用水冲洗掉表面污物，再用清水浸泡，不少于 10 分钟。尤其是一些外表不平或多细毛的蔬果，更易沾染农药，一定要仔细清洗。

2.削皮

尽管果皮营养丰富，但农药残留问题迫使我们不能再像以前那样连皮吃水果了。据专家称，去掉果皮后，农药残留能减少 90%以上。

3.短期存放

有些水果买回来后可以先存放一段时间，随着时间的推移，水果中残留的农药会慢慢分解，大大减少残留量。但应注意存放时间不要过久，否则风味可能下降。

4.选择当季水果

尽量选购当令水果。一是可以保证口味，二是激素或化学物质残留的问题相对会少一些。

贴心提示

给病人挑水果的小窍门

探望病人的时候，我们都喜欢选择买一篮新鲜的水果。可是对于一些特殊的病人来说，是不宜吃某些水果的。慢性病如糖尿病、高血压、肾病、高胆固醇血症患者吃错水果，有可能加重病情。

高血压病人多吃猕猴桃

高血压病人必须控制钠的摄取，而钾正是跟钠互相制衡的微量元素，多吃高钾食物有助于钠的排出。猕猴桃含钾量比较高，高血压患者不妨多吃一点。

其他高钾蔬菜：西兰花、菠菜、冬菇、金针菇、木耳等。

其他高钾水果：包括香蕉、番石榴、干果（杏脯）、榴莲、龙眼、椰子等，但这些水果热量过高，不宜多吃。

糖尿病病人少吃龙眼

糖尿病病人的饮食应以少甜食为主，避免血糖持续偏高。在选择水果上，不少病人以为“不甜”的杨桃等可多吃，但事实上，水果无论甜酸，都含有一定量的果糖，不可单凭吃起来带酸来判定果糖的含量很低。

其他高血糖指数水果：榴莲、哈密瓜。

血脂高少吃榴莲

虽然对于胆固醇高的人群来说，水果和蔬菜这类高纤维的食物是很好的选择，但有些高脂水果同样需要谨慎，每100克榴莲肉含5.3克脂肪，相当于吃了一茶匙的食油。

其他脂肪含量高的水果：椰子、鳄梨。

节假日大吃大喝

需要特别注意的人群：上班族、上学族

平时上班上学没时间也没条件吃好，趁着节假日大吃大喝一通，补偿一下自己的肠胃。这种想法几乎人人都有，可是口腹之欲满足了，健康问题却来了。

节假日大吃大喝的危害

1.饮食不均衡造成热量超标营养不良

在节假日的饭桌上，尤其是在一些北方地区，蔬菜难得登上年夜饭的桌面。年夜饭都是以肉食为主，这会导致膳食纤维严重不足，而热量、脂肪、蛋白质等严重超标。

2.吃油是平常的几倍，肥胖、癌症的危险增加

传统节日时，北方习惯煎炸面食作为零食，南方也经常做些炸年糕、炸鱼、炸丸子、炸鸡之类的食品。油炸食品本身就不健康，加上因为频繁的油炸，有些家庭反复使用剩油，甚至用

这种油炒菜。这就使癌症的威胁进一步加剧。再加上菜肴的烹调中总要加放大量油，食物能量过高，几乎不可避免地造成高脂肪、高热量摄入。

3.盐分摄入远超平常，肾的压力增大，血压升高

饮食过于丰盛，难免会影响食欲。为了调节口味，用盐量一般都会比平常多很多，为了调色大量使用酱油，再加上一些卤味本身盐含量就很高，对控制血压极为不利。刺激性过强，对控制心血管疾病也不适宜。对肾病患者来说，过多的盐会加重病情。

4.饮食过于精细

平时，人们还会偶尔吃些粗粮调节口味，可是到了节假日，虽然花样百出，做成饭、粥、糕、饼、米粉、面条、饺子和各种点心小食，细究原料无非是精白米、糯米、精白面这老三样。短短几天时间缺乏粗粮其实对健康影响并不太大，但是配合上高热量、高脂肪、低纤维的饮食，只能使节假日的健康问题雪上加霜。

5.饮料太甜，零食太腻，热量严重超标

虽然茶是中国人招待客人的常用饮料，但甜味饮料还是占主体地位。家里总会准备一些零食，如瓜子、花生、高点、糖

果等等，这些点心一般都有含油高、味道甜的特点。高糖、高脂饮食是导致心血管病、糖尿病的重要因素。

6.饮酒过量，伤肝伤胃又伤肾

节假日最容易饮酒过量，即使是平时不喝酒的人也可能会喝得大醉。大量饮酒对人体的肠胃黏膜和肝脏都会造成伤害。

解决方案

1.多吃新鲜蔬菜

蔬菜和荤食的比例应当为 2:1，年夜饭应选取各种鲜美菇类、藻类和新品种蔬菜作为春节美食的一部分，酸碱平衡。如果一定要有肉，可以多选用一些脂肪含量低的肉食、海鲜。

2.瓜果当点心

不妨把家里的花生、瓜子、糖果换成瓜果，既时尚又健康。

3.热能分配要合理

不少人喜欢节假日睡懒觉，一觉醒来九、十点，早餐自然就不吃了，直接等着中午大吃一顿，这样十分不可取。一日三餐的热能比例分配要合理，不吃早餐而午餐、晚餐超量，这样代谢容易超负荷而导致肥胖。最合理的三餐热能分配是：早餐占25%，中餐占40%，晚餐占35%。

4.主食吃少，副食吃饱

节日聚餐时，很多人都只吃肉菜不吃主食，这样既不符合养生之道，又不符合营养需要。主食是我们每天能量的主要来源，主食吃多而消耗少会导致肥胖，但不吃主食又不能获取正常活动足够的能量，容易导致身体虚弱无力。所以，每餐要有适量主食才能保证充足体力而又不肥胖。一般原则：主食吃少，副食吃饱。

贴心提示

节假日外出旅游饮食注意事项

注意饮水卫生。一般来说，生水是不能饮用的，江、河、塘、湖水千万不能生饮。

瓜果一定要洗净或去皮吃。

在车船或飞机上要节制饮食。乘行时，由于没有有氧运动条件，食物的消化过程延长、速度减慢，如果不节制饮食，必然增加胃肠的负担，引起肠胃不适。

第二章

补水不当百病生

水

需要特别注意的人群：减肥人群、老人、儿童

人体组织中 50%~60%是水分。人体需要补充足够的水分，以维持整个生理机能正常。每摄入 1 卡路里热量的食物就要同时摄入 1 毫升的水分才能维持体内代谢平衡。除去食物中的水分和体内生成的水分，一般人每天需要摄入 1200~1500 毫升的水，相当于 6 杯（每杯 200–250 毫升左右）。这里的 6 杯指的是喝水（饮料）的量。

错误饮水的危害

1.夏天喝大量冷水

炎热的夏天，大量吃冷饮或者喝冷水虽然痛快，但是强烈的刺激非常容易损伤肠胃。尤其是大汗的时候，喝冷水会导致全身毛孔收缩，影响发汗，反而更容易中暑。夏天最适合喝的是最容易被人体吸收的温开水。大量出汗以后可以喝一些淡盐水,补充水分的同时补充盐分。

2.喝自来水

自来水虽然是经过处理的可饮用水,但是也不宜直接饮用,因为其在管道中有一定的滞留时间,尤其是早上的自来水,在管道中停留时间过长,细菌容易繁殖,不宜饮用。如果所在的城市自来水质量足够好,直接饮用的时候也应该先放2分钟左右再喝。

3.酒或饮料代替水

酒或饮料虽然也是常见的补水方式,但是不宜完全取代白水,即使是果蔬汁这样的健康饮料,也不能完全取代白水。

4.喝久置的开水

开水久置以后,其中含氮的有机物会不断被分解成亚硝酸盐。尤其是存放过久的开水,难免有细菌污染。此时含氮有机物分解加速,生成的亚硝酸盐也就更多。饮用这样的水后亚硝酸盐与血红蛋白结合,会影响血液的运氧功能。另外,多次煮沸的水也不宜饮用。

5.迷信淡盐水

淡盐水是指相当于生理浓度的盐水,每百毫升中含1克左右的盐分,它在日常生活中有几种用途:一、大汗之后补充身体丢失的水分和钠；二、腹泻之后补充由肠道丢失的水分和盐，维持电解质的平衡；三、淡盐水漱口能清除口腔内的细菌，减轻口咽部炎症造成的红肿。但是其他情况下淡盐水非但没有益处，还可能对健康有害，尤其是早上，更不宜喝淡盐水。

6.矿泉水给宝宝喝害处多

矿泉水中的元素含量是针对成年人的标准来设计的，并不适合婴儿摄入，尤其是某些元素还对婴儿有害。对于婴幼儿来说，每升水中的矿物质含量不宜超过 100 毫克，其中钠要低于 20 毫克，氟要低于 1.5 毫克。超过这个值，就可能对新生儿的肾脏造成威胁。大多数矿泉水对孩子来说，都显得太“硬”了。

7.只喝纯净水不利于体内酸碱平衡

健康人体呈弱碱性，但是平时的饮食尤其是肉食多为弱酸性，人体代谢产生的废物和毒素也呈酸性，所以为了保持体内的酸碱平衡，我们应多摄取一些碱性食品和饮料。纯净水为中性，长期饮用会破坏体内的酸碱平衡，带来健康隐患。尤其是婴儿，长期饮用纯净水，会缺乏某种矿物质，而且净化过程中使用的一些工业原料，可能对婴幼儿肝功能有不良影响。

8.大量喝水并不能清洁血液

有人认为大量喝水可以稀释血液。其实不然。水分增加，血液的总量也随之增加，导致心脏的负担加重，使高血压症状恶化。过剩的水分还导致身体变冷，使身体无法燃烧血液中的废弃物。

9.饮水机的安全隐患

各种饮水机既方便了人们的生活，但也存在着健康隐患。饮水机里的水如果长期不喝，经过反复煮沸，容易产生具有致癌作用的亚硝酸盐。假如饮水机不经常清洗，将成为细菌的又一藏身之处，可能成为饮用水二次污染的源头。所以，饮水机每隔 3 个月左右要进行一次消毒，桶装水开始使用后不宜超过 3 天。

解决方案

1.一口气喝更科学

很多人喝水尤其是喝茶或者热水喜欢一口一口慢慢喝，实际上一口气把水全喝下去对身体更有好处。不过，老年人，尤其是有呼吸系统疾病或心脑血管疾病的不宜用这种方式。

2.空腹喝水更易吸收

空腹喝水，水会直接从消化管道中流通，被身体吸收；吃饱后再饮水，比不上空腹饮水好。需要注意的是，空腹喝茶、咖啡等对健康不利。

3.随时喝水

如果喝水不够，新陈代谢就会慢下来，可能导致体重增加。每人一天应该喝 1200~1500 毫升的水，如果经常锻炼，就要喝更多的水。不要等口渴了再喝水，可以随时喝，最好身边总是带着水。

4.养生一日三杯水

清晨空腹饮一杯蜂蜜水，能起到促进排便的作用；午休后如果还觉得困，喝一杯淡茶水能提神、醒脑；睡前喝少量白开水，可以补充睡眠中因出汗而丧失的水分。

贴心提示

喝水行程表（一杯水的容量按 200~250 克计算）

早上起床（6~7 点）

经过一整夜的睡眠，身体开始缺水，起床时先喝杯水，可帮助肾脏及肝脏解毒。

到公司(8~9点)

清晨从起床到办公室的过程,时间总是特别紧凑,情绪也较紧张,身体无形中会出现脱水现象。到了办公室后,先别急着泡咖啡,应该给自己先来一杯水。

工作一段时间后(上午11点左右)

在冷气房里工作一段时间后,一定要趁起身动动的时候,给自己一天里的第三杯水,补充流失的水分,有助于放松紧张的工作情绪。

午餐后(中午12点半~1点)

用完午餐半小时后,喝一些水,取代让你发胖的人工饮料,可以加强身体的消化功能,不仅对健康有益,也能帮助你保持身材。

下午工间(3点左右)

喝上一大杯水,除了补充在冷气房里流失的水分之外,还能帮助头脑清醒。

下班前(5点~5点半)

下班离开办公室前,再喝一杯水。

睡前(晚10点左右)

睡前一至半小时再喝上一杯水,目标达成!

茶

需要特别注意的人群：嗜好喝茶的人、老人

茶叶中富含茶酚、磷儿茶素、维生素E、黄酮类等物质，经常喝茶有益健康。茶水可提神醒脑、清热解毒，具有明目、消滞、减肥之功效。

错误喝茶的危害

1.喝得过多

茶虽好，但是不宜多饮，成年人每天1~2次，每次2~3克的饮量比较适当。每天喝茶最多不要超过10克，绿茶等可以适当多喝一点，普洱等发酵茶则适量即可。患有神经衰弱、失眠、甲亢、心脏病、胃病等都不适合饮茶，怀孕及哺乳期妇女和婴幼儿也不宜饮茶。

2.经常喝包装红碎茶

红茶包是以红碎茶作为原料加工而成，大多数红茶包的制作工艺中都会有一定量的氟、铝残留，长期饮用可造成氟、铝联合中毒，不仅对牙齿、骨骼造成损害，而且会使脑组织中主管记忆的海马受到损害，导致早老性痴呆。

3.空腹喝茶

古人说，“空腹茶令人心慌”。空腹饮茶易刺激和破坏胃壁粘膜，更易引起饥饿感，严重的可导致低血糖，对身体不利。

4.老人喝浓茶

浓茶容易导致老人贫血、骨质疏松。浓茶中含有大量鞣酸，能抑制人体对铁的吸收。除了遏制吸收，浓茶还会加速排泄，加速体内钙的流失。老年人饮茶的浓度越高，面临骨折的可能性也就越大。

浓茶还会影响老年人的睡眠质量。人到老年，会出现睡眠质量下降的种种自然变化，比如深度睡眠减少、夜间容易惊醒、白天打盹等。而喝浓茶会扰乱人体的植物神经系统，导致老年人夜晚兴奋，休息时间变得更短，血压升高。

再次，喝浓茶会增加心血管的负荷，老人的心脏功能本已随年龄增长逐渐减退，所以尤其难以承受。茶叶却富含咖啡因，经常饮用浓茶，会使人心跳加快，出现心慌、心悸、胸闷、头晕等症状。

老人比较适合喝红茶、乌龙茶。绿茶性凉，对消化系统有问题的老人也不适合。

解决方案

1.夏喝绿茶冬喝红茶

绿茶性苦寒，叶绿汤清，有清凉感，能消暑降温，宜夏天饮用。红茶性温热，宜冬天饮用。

2.上午喝绿茶下午饮枸杞

有人喜欢把绿茶和枸杞放在一起冲泡。但是，绿茶里所含的大量鞣酸具有收敛吸附的作用，会吸附枸杞中的微量元素，生成人体难以吸收的物质。餐馆里流行的八宝茶里既有绿茶又有枸杞，虽然绿茶的量比较少，但也不宜多喝。

上午喝绿茶，可以开胃、醒神；下午泡饮枸杞，能改善体质，有利安眠。

贴心提示

茶有两种相反作用

茶既可以提神，也可以养神。同样的茶却能导致这样两种相反的作用，是什么道理呢？

当茶叶刚泡开3分钟左右时，茶叶中大部分的咖啡碱就已溶解到茶水中了。这时的茶具有明显的提神功效，使人兴奋。再往后，茶叶中的鞣酸逐渐溶解到茶水中，抵消了咖啡碱的作用，就不容易再使人产生明显的生理上的兴奋。

有的人晚上不敢喝茶，担心喝了睡不着觉。其实，只要把一开始冲泡约3分钟的茶水倒掉，再续上开水冲泡饮用，提神的效果就不会那么明显了。

果蔬汁

需要特别注意的人群：儿童、学生、老人、减肥患者、肾病患者、糖尿病人

水果和蔬菜搭配起来榨汁是目前流行的一种饮品，也很健康，不仅能大量补充水分、维生素、矿物质等人体需要的营养物质，还可以调节体内的酸碱平衡，提高免疫力、预防疾病。

喝果蔬汁不当的危害

1.久存后再喝营养流失且易滋生细菌

饮用果蔬汁以鲜饮为佳，存放过久会使营养成分大部分被破坏，如新鲜的橘子汁每100毫升含维生素C为30毫克，而存放6个月后几乎完全消失。鲜榨的果蔬汁最好不要过夜，否则其中丰富的营养很容易变成滋生细菌的温床。

2.用果蔬汁服药会影响药效，并可能损害肾脏

酸性物质容易导致各种药物的提前分解或溶化，不利于

药物在肠道吸收而影响药效。某些药物如璜胺类药物与酸性食物会形成结晶而损害肾脏。故服药时不宜用酸性果汁送服，最好还是用白开水。

3.与牛奶一起喝，影响吸收，伤肠胃

果蔬汁酸性者较多，如番茄汁、山楂汁、沙棘汁。牛奶含有较多的酪蛋白，酪蛋白遇酸后常结成较大的凝块不易消化。两者同时饮用，可使牛奶的凝块浮于果汁上，影响消化吸收，饮用后还会引起腹胀、恶心、呕吐等症状。故酸性果蔬汁不应与牛奶同时饮用。

4.用热水瓶储存再喝有中毒的危险

热水瓶里的水垢中含有多种有害物质，这些有害物质遇到酸性物质后可很快溶解进入果汁中。若用热水瓶装果蔬汁饮用则会对身体造成一定的危害，甚至可引起泌尿系统结石及慢性中毒或痴呆等症状。故酸性的果蔬汁不应用热水瓶存放饮用。

5.孩子喝多了影响生长发育

果蔬汁含有天然果糖、葡萄糖等，孩子喝多了会影响牙齿健康。而且，一旦孩子养成了喝果汁的习惯，会导致营养不良，阻碍正常的生长发育。同时，其中大量的糖分不能被吸收，易导致孩子腹泻。糖分从肾脏排出时，会使尿液发生变化，尿糖值增高，时间长了还会引起肾脏病变。

解决方案

1.新鲜果蔬来榨汁

果蔬汁的材料，以选择新鲜当令果蔬最好。冷冻果蔬由于放置时间久，维生素的含量逐渐减少。此外，挑选有机产品或自己栽种的更好，可避免农药的污染。

2.巧妙搭配，营养加倍

有些果蔬含有一种会破坏维生素C的酵素，如：胡萝卜、南瓜、小黄瓜、哈密瓜，如果与其他果蔬搭配，会使其他果蔬的维生素C受到破坏。不过，由于此种酵素容易受热及酸的破坏，所以在自制新鲜果蔬汁时，可以加入像柠檬这类较酸的水果，来预防其他维生素C受破坏。

3.别忽略更有营养的皮

果蔬外皮也含营养成分，如：苹果皮具有纤维素，有助肠蠕动，促进排便；葡萄皮则具有多酚类物质，可抗氧化。所以像苹果、葡萄都可以保留外皮食用。当然，蔬果一定要清洗干净，以免有残留的虫卵和农药。

4.果蔬汁宜慢品

喝新鲜果蔬汁切忌豪迈地痛饮，最好以品尝的心情逐口喝下，这样才容易被吸收。若大口痛饮，果蔬汁的糖分会很快进入血液中，使血糖迅速上升。

5.饮用时间有讲究

早晨或饭后2小时后喝果蔬汁最好，早晨最为理想。不过如果只用一杯果蔬汁取代原本的早餐是不行的，因为果蔬汁中的碳水化合物含量不多，不足以作为整个早上的能量来源。加上血糖低会不利于大脑思考，易引起情绪浮躁。为了不干扰正餐食物在肠胃中的消化，应于饭后2小时后喝。

6.原味最好喝

有些人喜欢通过加糖来改善果蔬汁口感，但是糖分解时，会增加B族维生素的损耗及钙、镁的流失，降低营养。如果果蔬汁口感不佳，可以多利用香甜味较重的水果如哈密瓜、凤梨等，或是酌量加蜂蜜，增加维生素 B_6 的摄取。

贴心提示

不是任何人都适合喝果蔬汁

不是任何人都适合喝果蔬汁，因为蔬菜中含有大量的钾离子，肾病患者因无法排出体内多余的钾，喝果蔬汁可能会造成高血钾症。另外，糖尿病患者需要长期控制血糖，喝果蔬汁前必须计算碳水化合物的含量，并将其纳入饮食计划中，并不是喝得越多越健康。

碳酸饮料

需要特别注意的人群：儿童、年轻人

碳酸饮料充斥饮料市场，成为年轻人的最爱，尤其是夏天。虽然关于碳酸饮料的危害早就普及，但显然还没有引起足够的重视。

长期饮用碳酸饮料的危害

1.营养不良

碳酸饮料的主要成分为碳酸水、柠檬酸等酸性物质及白糖、香料，有些含有咖啡因、人工色素等。除糖类能给人体补充能量外，充气的"碳酸饮料"中几乎不含营养素。

2.增加骨折的可能性

过量饮用碳酸饮料，其中的高磷可能会改变人体的钙、磷比例。研究人员还发现，与不过量饮用碳酸饮料的人相比，过量饮用碳酸饮料的人的骨折危险会增加大约3倍；在体力活动剧烈的同时，再过量地饮用碳酸饮料，骨折的危险可能增加5倍。

3.造成龋齿

碳酸饮料是腐蚀青少年牙齿的重要原因之一，长期过量喝碳酸饮料，龋齿的可能性会加倍。

4.降低人体免疫力

碳酸饮料中都含有一定的添加剂，少量饮用对身体影响不大，但是长期饮用会造成免疫力下降。

5.影响消化功能

研究表明，足量的二氧化碳在饮料中能起到杀菌、抑菌的作用，还能通过蒸发带走体内热量，起到降温作用。但大量的二氧化碳在抑制饮料中细菌的同时，对人体内的有益菌也会产生抑制作用，破坏消化系统。

解决方案

1.幼儿应禁喝

幼儿免疫力低，又处于身体发育的重要阶段，所以最好彻底戒除碳酸饮料。

2.成人平均每天不超过300毫升

最好不喝，实在要喝可以选择一些低糖、无糖、无添加剂的碳酸饮料。

贴心提示

广告运动明星是不喝碳酸饮料的

国家级运动员都有明确的规定：训练和比赛期间禁止喝碳酸饮料，即使他们在广告上宣传，实际上他们是不喝的。作为年轻人，更要关注健康，少喝碳酸饮料。

牛奶

需要特别注意的人群：消化系统疾病患者

牛奶营养丰富，是目前最被人们认可的饮品之一。虽然过量喝牛奶对身体也不好，但是就中国目前的情况来说，牛奶的摄入量还很不足，所以，大家应该多喝一些牛奶。

牛奶饮用不当的危害

1.直接饮用刚挤的牛奶有害健康

有些人直接从牧民处买刚挤出来的牛奶喝，认为那样更天然。其实，这样的牛奶很容易含有害细菌，即使充分加热也不一定能彻底消除。应该买加工好的鲜奶，因为经过了严格的杀菌程序。

2.早餐只喝牛奶不利吸收

早晨饮奶，必然使人的大脑皮层受到抑制，影响白天的工作和学习。此外，早晨饮奶也不利于消化和吸收，因为牛奶的蛋白质要经过胃和小肠的分解形成氨基酸后才能被人体吸收，而早晨空腹状态下，胃肠的排空是很快的，牛奶还来不及消化就被排到了大肠。所以，早餐如果要喝牛奶，最好搭配全面面包等高热量食品。

3.牛奶服药影响药效

有人喜欢用牛奶代替白开水服药，这会影响人体对药物的吸收。牛奶易在药物表面形成一个覆盖膜，使奶中的钙、镁等矿物质与药物发生化学反应，形成非水溶性物质，从而影响药效的释放及吸收。在服药前后 1 小时也不要喝奶。

4.高温热奶破坏营养

牛奶不宜长时间高温蒸煮。其中的蛋白质受高温作用，会由溶胶状态转变成凝胶状态，导致沉淀物出现，营养价值降低。

解决方案

1.睡前一杯牛奶帮助安眠

牛奶中含有两种过去人们未知的催眠物质，其中一种是能够促进睡眠的以血清素合成的色氨酸，由于它的作用，往往只需一杯牛奶就可以使人入睡。

2.每天大人三杯，小孩两杯

每天喝牛奶的总量因人的体质不同而略有不同，但基本上大人每天三杯（约750毫升）、小孩每天两杯（约500毫升）就能满足身体的需求了。

3.空腹喝牛奶先“垫底”

空腹直接喝牛奶会损伤肠胃，所以最好先吃点东西或者喝点蜂蜜水。

贴心提示

牛奶的营养成分

牛奶富含维生素A，可以防止皮肤干燥及暗沉，使皮肤白皙，有光泽；

牛奶中含有大量的维生素B_2，可以促进皮肤的新陈代谢；

牛奶中的乳清可以消除黑色素，并防治多种色素沉着引起的斑痕；

牛奶能为皮肤提供封闭性油脂，形成薄膜以防皮肤水分蒸发，还能暂时提供水分，保证皮肤的光滑润泽；

牛奶中的一些物质对中老年男子有保护作用，喝牛奶的男子身材往往比较苗条，体力充沛，高血压的患病率也较低，脑血管的发病率也较少；

牛奶中的钙最容易被吸收，而且磷、钾、镁等多种矿物质搭配也十分合理，孕妇应多喝牛奶，绝经期前后的中年妇女常喝牛奶可减缓骨质流失。

第三章

吃零食也需好习惯

巧克力

需要特别注意的人群：儿童、减肥人群

巧克力一直是一种备受争议的食品，一方面它的美味吸引了无数人，不管孩子还是成年人；另一方面，它又被认为是肥胖的元凶，尤其是很多家长，把孩子的发胖归罪到巧克力上。事实上，营养学家们的研究证明：吃巧克力容易导致肥胖的观点是不正确的。

巧克力吃多的危害

1.伤害消化系统

巧克力吃多了会出现消化上的问题。与其他所有脂肪含量较多（30%以上）的食品一样，巧克力吃多了会肚子疼，如胃痛、腹胀、腹泻或便秘等。尤其是淡巧克力，所含脂肪更多，而且含有较多的多元醇，食用过多会引起胃痉挛或腹泻。

2.导致肥胖

巧克力是一种高热量食品，虽然营养丰富，但是过食很容易导致热量摄取过度，引起肥胖。

解决方案

1.控制好总热量

绝大多数的肥胖是由于吃得过量和缺乏运动，摄入的能量超出消耗的能量，使得多余的能量在体内转化为脂肪储存起来造成的。所以如果你当天吃巧克力了，应适当减少其他高热量食品的摄取。

2.选择无糖型巧克力

无糖型巧克力是指用木糖醇等低热量甜味剂代替蔗糖的巧克力，热量比传统巧克力低很多。但要注意，无糖巧克力仍旧属于高热量食品，不可无限制地吃。

贴心提示

吃适量的巧克力，有益于健康

巧克力含有人体必需的多种营养素。每 100 克巧克力中，含有碳水化合物 50 克左右，脂肪 30 克左右，蛋白质 15

克左右，还含有较多的锌、维生素B_2、铁和钙等。巧克力可提供很高的能量，远远高于鸡蛋、鱼等食品。当你来不及吃早餐、工作紧张、病后体弱、运动量大时可吃些巧克力补充能量。由于巧克力体积小、热量大，易吸收，产妇临产前吃上几块，有助于分娩。巧克力中含有苯酚，可预防心脏病。巧克力中添加的卵磷脂，其中的成分对儿童大脑发育大有好处。此外，巧克力中含有微量的兴奋成分，在疲劳时食用，可提神醒脑，补充能量，对司机、作家等益处多多。

巧克力还含有人体所必需的多种矿物质，其中包括钙、磷、镁、铁、锌和铜。它们都在许多生物学功能(如生长、骨骼形成、代谢以及氧在血中的转运)中发挥重要作用。

我国巧克力人均年消费不足50克，不及西方国家平均消费水平的1%，我们不妨多吃点巧克力，把科学合理食用巧克力作为健康平衡膳食的一部分。吃巧克力要把握好度，适量食用对健康大有益处。我国人均巧克力的食用量太少，应该提倡适当多吃一点。

冰淇淋

需要特别注意的人群：孩子、减肥人群、糖尿病患者

冰淇淋味道宜人，细腻滑润，凉甜可口，色泽多样，不仅可以降温解暑，提供水分，还能为人体补充一些营养，因此在炎热季节里备受青睐。

冰淇淋吃多的危害

1.伤害消化系统

进食过快，会刺激内脏血管，使局部出现贫血，减弱胃肠道的消化功能和杀菌能力，导致胃肠炎、胆囊炎甚至肝炎的发生。

2.造成营养不良

长期大量食用甚至代替正餐食物，则会导致营养缺乏，并有可能损坏牙齿。

3.导致血糖升高

冰淇淋含有较多的糖，糖尿病患者不可贪食。

解决方案

1.适时吃

不宜在饭前或饭后吃。饭前吃冷饮会影响食欲，导致营养缺乏。冷饮中含有牛奶等营养成分，但是，其含量远远比不上正常饮食。饭后立即吃冷饮，使胃酸分泌减少，消化系统免疫功能下降，导致细菌繁殖，引发肠炎等肠道疾病。

2.适量吃

大量冷饮进入体内，可引起胃粘膜血管收缩，减少胃液分泌，导致食欲下降，影响人体对食物的消化。冷饮的摄入量，一次以150毫升左右为宜。

3.吃慢点

夏日炎炎，一口气灌下一听冰冻可乐，咬掉几根棒冰是美妙的享受。可是，对身体的危害，却无法用这一次的清爽弥补。喝冷饮也要同喝热汤一样，细细品味，慢慢饮下。

贴心提示

冷冻的冰淇淋也要保鲜

冰淇淋属易腐食品,最适合病菌繁殖。因此,它保存的温度不应高于摄氏零下12度。经有关专家测定,100克冰淇淋中含水分74.4克、蛋白质2.4克、脂肪5.3克、糖17.3克,另含有少量的维生素A、B_2、E以及钙、钾、锌等微量元素——100克冰淇淋相当于35克大米饭。因此,吃冰淇淋一定要有度。

糖

需要特别注意的人群：孩子、糖尿病患者

随着健康观念的普及，很多家长都把糖当成孩子健康的大敌，想保持苗条身材的女性朋友也是如此。其实，糖是人体的能量之源，是身体正常运行不可缺少的东西。

糖吃多的危害

1.造成龋齿

口腔中残留的糖容易被细菌分解发酵，产生酸性物质，侵蚀牙齿，糖摄入过量会使龋齿发生的机会增加。孩子吃糖或甜食后可以喝点牛奶，或者漱口，以保护牙齿。

2.维生素、微量元素缺乏

糖的代谢过程需要维生素和微量元素的参与，如果糖摄入过量，大量的糖代谢需要消耗大量的维生素（特别是维生素B_1）和微量元素。同时，糖含量高的食物往往维生素和微量元素含量较少。因此，糖摄入过量会使孩子缺乏维生素和微量元素。

3.营养不良和肥胖

经常吃甜食会降低味觉的灵敏度，对食欲也有抑制作用，加上其引起的维生素和微量元素缺乏，使孩子易出现厌食、偏食等，导致营养不良。摄入过多的糖也会干扰脂肪代谢，引发肥胖。

解决方案

1.吃红糖

红糖也叫“黑糖”、“褐糖”，含有较多的铁、钙、钾、镁等矿物质，具有很高的营养价值。中医则认为，红糖有活血散淤、温中散寒等作用。红糖的吃法非常简单，一般来说，冲水、炖汤都可以，女性在经期后可以喝点红糖水来补血。

2.用低热量的甜味剂代替甜食

糖醇类甜味剂，包括木糖醇、山梨糖醇等，口感甜而清凉，常常被用于“无糖食品”。在美国、日本，无糖食品几乎占到所有食品的1/3。这些食品能量低，不会引起龋齿，不升高血糖，非常适合糖尿病患者或有减肥需求的人。

3.要适量

正常情况下，一日三餐中摄取的糖，包括单糖和多糖，就能满足孩子生长发育的需要，基本不需要额外的补充。

贴心提示

怎样给婴幼儿吃糖?

小于4~6个月

4~6个月以内的婴儿只能代谢乳糖、蔗糖等简单糖类，所以只喂母乳或配方奶粉就可以了，不必再添加糖。

半岁以上

半岁以上的婴儿开始分泌淀粉酶，初步具备消化多糖淀粉的能力，此时可以开始添加过渡食品，但仍应少让婴儿吃成品食物。如果要吃过渡食品，应尽量选择低糖或无糖食品。

1~3岁

1~3岁的儿童，每天摄入甜食中的糖应在10克左右为最佳，不要超过20克。像糖果、甜点、冰淇淋、甜饮料等高糖食品，可以用作对儿童口味的调剂偶尔食用，但不宜天天吃。

3~5 岁

随着体重和年龄的增长，食糖可以略有增加，但每日不要超过 30 克。

5 岁以上

每天吃的糖不宜超过 40 克。

干果

需要特别注意的人群：老人、高血脂患者、糖尿病患者

养生格言云：齿宜常叩，津宜常咽。常吃干果可使牙齿得到锻炼，起“齿宜常叩”之功效。咀嚼干果时，会促进唾液分泌，又收“津宜常咽”之效。再加上对干果中营养物质的摄取，会使人体获得补益。

干果吃多的危害

1.肥胖

干果营养丰富，吃的时候一定要注意控制量，一次吃得太多反而不利于身体健康，使人发胖。如果不小心多吃了坚果，就要减少一日三餐用油量和饮食量。

2.高血脂

患有“三高”的病人，更不宜大量食用干果。干果属于高热量高脂肪食品，如花生、瓜子和核桃所含的热量，比同等重量的猪肉要高上几倍，大量食用肯定不利于体重的保持及血脂的控制，间接地也会影响对血糖和血压的控制。

解决方案

1.定量吃，每天不超过 150 克

干果虽好但是热量高，所以成年人每天最好不要超过 150 克，小孩和老人 100 克左右最合适。

2.小孩吃干果最好碾碎

小孩吃干果时最好是碾碎或者加工一下，既能保证营养不流失，又可以避免小孩卡嗓子。

3.冬季不妨常吃点

干果泛指花生、瓜子、板栗、核桃等这些有壳的食品，冬季多吃干果有利于身体健康。中医认为“春夏养阳，秋冬养阴”。像花生、瓜子这些干果类食品一般富含油脂，所以属中医养阴的范畴，冬季进食有利于人体的阴阳平衡。

4.选择合适自己的干果

爱上火的人应少吃炒货，否则会出现口干舌燥咽痛、面部起痤疮等不良反应。板栗含糖量较高，多食后会出现胃脘堵闷、泛酸等症状。干果营养丰富，合理选择、适量进食，有益健康。

贴心提示

开心果

开心果的口感和营养都相当不错。味道甘淡香脆,有点像炒过的花生仁,但是又不像花生那样腻口,吃起来满口生香。它的营养丰富,其果仁含蛋白质约20%,含糖15%~18%,因此越嚼香味越浓,有很好的补充营养的作用。

功效:开心果果仁含有维生素E等成分,有抗衰老的作用,能增强体质。古代波斯国国王视之为“仙果”。另外还有润肠排毒的功效。

食用量:每天不超过20克

榛子

榛子果实酥香可口、营养丰富,既可生食亦可炒食。榛子本身有一种天然的香气,具有开胃的功效,丰富的纤维素还有助消化和防治便秘的作用。榛子还可以降低胆固醇,避免了肉类中饱和脂肪酸对身体的危害,能够有效地防止心脑血管疾病的发生。每天在电脑前工作的人多吃点榛子,对视力有一定的保健作用。

食用量:每天不超过25克

腰果

腰果的主要特点就是含糖量比较高，占到总营养成分的25%左右。此外，还含有维生素及锌、钙、铁等微量元素。腰果所含的脂肪大部分也是不饱和脂肪酸。不过，与其他坚果相比，腰果中对人体不利的饱和脂肪酸含量要稍高一些，占到20%左右。中国医学认为，腰果性味甘、平，有降压、益颜、延年益寿、利尿降温之功效。

注意：腰果含有多种过敏原，对于过敏体质的人来说，可能会造成一定的过敏反应。

食用量：每天不超过20克

花生

花生历来有“长生果”美称，蛋白质含量高达30%左右，营养价值可与鸡蛋、牛奶、瘦肉等媲美，且易被人体吸收。美国农业部的科学家最近发表一项报告说，花生中所含有的白藜芦醇化合物有助于降低癌症和心脏病的发病几率。

食用量：每天不超过25克

瓜子

瓜子含有丰富的矿物质和维生素及不饱和脂肪酸等，

能促使细胞的再生，降低血糖量，可防治动脉硬化及冠心病。

食用量:每天不超过 30 克

栗子

板栗有“干果之王”的美称，在国外被誉为“人参果”。《名医别录》列其为上品，它对人体的滋补功能，可与人参、黄芪、当归等媲美。栗子是老人的滋补品，可壮腰强阳，具有养胃健脾、补肾止血、强筋活血的功效。

食用量:每天不超过 30 克

核桃

核桃自古就有“长寿果”的美称，在历代养生的典籍中，核桃的养颜、润肌、乌发功能都是有口皆碑的。现代医学研究证明，核桃仁含有的不饱和脂肪酸(内有亚油酸)可降低胆固醇，对预防动脉硬化、高血压、冠心病有益。

食用量:每天不超过 3 个

乌梅

乌梅酸甜可口，口味独特，还可护发养发。乌梅是碱性食品，因为它含有大量有机酸，经肠壁吸收后很快转变为有益人体的碱性物质。根据“血液碱性者长寿”的说法，选择抗衰老食品，乌梅当之无愧。在乌梅的有机酸中，含有一种柠檬酸，它能促进胃酸分泌，使不消化的胀闷感消失，从而解除了“烦懑”的后症状。除此，乌梅所含的有机酸对侵入胃肠道中的霉菌等病原菌有很强的杀灭作用。胃若虚弱，则胃酸减少，对食物进行消毒和消化的作用自然降低，甚至发生胃肠紊乱，此时如服用乌梅，则可以提高胃酸，使胃肠得到调理。

食用量：每天不超过20克

油炸食品

需要特别注意的人群：孩子、夜宵族、老人

食物经过油炸后，色、香、味都有改进，使人更有食欲。春卷、油条、油馓子、炸鱼、炸虾等，都是餐桌上的常备菜。大排档、夜市等更少不了支上油锅，鱼、肉、豆腐、土豆、苹果、香蕉都可入锅一炸。但从营养价值来看，不宜过多食用油炸类食品。这类食品不但营养价值很低，能量较高，其中含有的有毒有害物质也会给人体带来很大的危害。

油炸食品的危害

1.高温破坏营养素

油炸食品是在沸油中受高热的作用而熟，油温通常为150~300℃，在这样的高温下，营养素很快就被破坏。维生素C几乎完全消失，维生素B_2和尼克酸损失大半，油脂中必需的脂肪酸大量损失，蛋白质的消化吸收率大大下降。油炸食品的营养价值与原来食品相比不及原先的1/3。

2.能量增高导致肥胖

以炸油饼为例。一个50克的炸油饼含油8~10克，能量因此增加近90千卡，易导致肥胖。

3.产生大量有害物质，容易致癌

营养价值的损失只是油炸食品危害的一小部分，另一个重要因素来自于其中存在的对人体健康有很大威胁的有毒有害物质。

解决方案

1.尽量不吃或少吃

虽然油炸食品在色香味上都有很大的诱惑力，但从健康角度看，却是百害而无一利。要尽量少吃油炸食品，尤其是抵抗力相对较弱的老人和孩子。

2.控制油的温度

过高的温度更容易产生有害物质，所以我们在加工油炸食品的时候火不要烧得太旺，把油温控制在150℃左右，油煎食品的时间最好不要超过两分钟。

3.剩油不要反复使用

很多家庭喜欢把炸食物剩下的油留做炒菜用，一些稍微注意的家庭会把剩油储存起来等下次炸食物再用，其实这都是非常错误的方法。反复使用的油，经过多次加温，有害物质存留更多。

4.配合新鲜蔬菜一起吃

很多蔬菜中含有类黄酮，类黄酮可大大减少丙烯酸胺的形成。吃油炸食物的同时多吃一些蔬菜可以抑制有毒物质的危害。

5.吃的时候多咀嚼

人体对有毒物质有天然的抵御本能，细嚼慢咽可以让唾液充分发挥它的解毒作用。唾液中含有十多种酶、多种维生素、矿物质、有机酸和激素等。其中，过氧化物酶、过氧化氢酶和维生素C的解毒功能最强。它们不仅有抗氧化的作用，可以消除体内的氧自由基，还有一定的抗肿瘤作用。最近的研究发现，这些酶可以分解进入口腔的致癌物质，有效地减少癌症的发病率。

贴心提示

不要吃路边摊的油炸食品

首先是卫生没有保证,原料可能不新鲜,清洗不充分,餐具不卫生。

其次是油的反复使用导致有毒物质积累。而且路边摊几乎没有控制油温的设备,油温很高,营养成分更容易被破坏,产生毒素。

烧烤食品

需要特别注意的人群：儿童、年轻人

烧烤食品美味、自助、便宜，是年轻人聚会、宵夜的最爱。尤其是夏天，几乎随处可见。

烧烤食品的危害

1.烧焦的部分可产生强致癌物

烧烤过程中，肉烧焦的话会产生一系列多环芳烃化合物，如苯并[α]芘、苯并蒽、甲基胆蒽、茚酚芘等，长期食用这类食物会增大癌症的发病率。

2.高温破坏营养物质

高温条件下熏烤后，肉中的营养成分会遭到不同程度的破坏，特别是蛋白质在高热下营养价值降低，部分氨基酸发生异常交联，甚至发生降解，严重影响蛋白质和氨基酸在人体内的有效摄入。另外，过度熏烤还会使部分蛋白质发生碳化变性，从而加重肝肾的负担。

解决方案

1.一月最多吃一次烧烤

烧烤虽然美味，但是高温加工的过程会破坏部分营养，产生一些有害物质，所以不宜多吃，也不宜常吃。吃烧烤的频率应控制在一月一次左右。

2.吃烧烤时少喝啤酒

吃烧烤的时候喝啤酒，是不少年轻人的最爱。但这种饮食习惯是非常有害的。烧烤本身就是高热量食品，加上啤酒，只会让热量更超标。所以吃烧烤的时候不妨喝一些热量低的饮料或酒水。

3.选择低脂食物

烧烤要吃得健康，第一步就是要懂得选择食物。很多人最爱烧烤鸡翅，但一只全翅的热量是150千卡。要品尝烧鸡香味，不妨选择鸡扒或鸡柳，这是较佳的代替品。想要保持身材的女士，最好多吃些素食蔬菜串及蔬菜沙拉之类的“绿色食品”。

4.拒绝“糖衣炮弹”

为了使口感更好，很多人都爱在烧烤食物上涂蜂蜜，却未想到一匙蜂蜜的热量已是65千卡！其实，要想增添食物鲜味，又要健康的话，建议大家少吃蜜糖，不妨选用黑椒粉、芥末、辣椒粉等天然调味品，以增加食物的野味。

5.罩上锡箔可防癌

将食物直接烧烤会产生致癌物，并粘附在食物上，将食物用锡纸包裹后再加热，能将致癌机会大大减低。用锡纸包裹蔬菜加热，既健康还能减少致癌物质的产生。

6.素食烧烤新选择

烧烤不一定以肉类挂帅，要食物多元化，五谷蔬菜烧起来同样有滋味。五谷类的健康烧烤首选，当然是烧粟米了，不但美味，又易饱肚。此外，红薯、洋葱和香菇，一经烧烤，也会产生与平日完全不同的感觉，甜蜜蜜、香喷喷，都是让人闻香止步的美味。

贴心提示

烧烤小诀窍

切除肥肉。应选择脂肪少的肉，并把脂肪部分去掉，既能减少热量，又能避免油脂滴下来而引起火焰。

烤前半小时在肉上洒点盐。腌制肉食可降低致癌物质的形成。

小块速烤。烤肉时间愈长，产生的可能致癌物质愈多。可将肉食切成小块，或先用微波炉加热至差不多熟透。

不直接放在炭火上烤。尽量避免油脂和肉汁滴下炭火，导致火焰，因为火焰烤出来的肉容易烧焦，产生致癌物质。可以选择铁丝网、铁板、锡箔等工具。

勤于翻动食物。可减少食物烧焦的机会，进食时谨记先切去食物的烧焦部分。

一定要烤熟。切记要将肉食烤至熟透再进食，进食未熟透的肉类，可能导致食物中毒或染上各类寄生虫。

第四章

进补习惯有讲究

根据人体的生长发育特点，在不同的年龄段增强特定的营养，能起到增加能量、增强体质、提升免疫力等功效。所以，每个人都要根据自身情况，制定不同的营养目标，合理进补。

孕妇进补，妈妈宝宝都要照顾

孕期进补原则

1.孕前准备期，补充叶酸

由于饮食习惯等原因，我国女性体内普遍缺乏叶酸，这会引起胚胎的神经管发育不良，导致无脑儿、脊柱裂、脑膨出等畸形的发生。因此怀孕前和怀孕早期要适当补充叶酸。一方面，日常饮食时要注意多吃富含叶酸的食物，如动物肝脏、绿色蔬菜、鱼、蛋、谷类、豆制品、坚果等，注意烹调时温度不要过高，以免叶酸被破坏。

另外，怀孕前 3 个月起就要在医生指导下开始口服斯利安等叶酸增补剂，或含叶酸的爱乐维等复合维生素制剂，这不仅可以全面改善围孕期女性的营养状况，而且可以保障新生儿的出生安全和健康。至少要服到怀孕后 3 个月。

2.孕早期（怀孕 1~3 个月），清淡进补

在停经四十多天后大多数人都会出现恶心、呕吐、精神不振等早孕反应。这时不必惊慌，也不必刻意控制饮食，可采取少食多餐的方法平稳度过早孕反应期。多吃清淡易消化的食物，如面包、牛奶、蔬菜、水果等；汤类和油腻食物最易引起呕吐，可尽量不吃。

不要吃过甜、过咸或刺激性强的食品，远离烟酒。不要为了考虑营养去吃那些自己不喜欢吃或不易消化的食品。恶心难受时不吃或少吃，三餐之间可增加爱吃的小零食。

如果有便秘现象，要多吃蔬菜和水果，并且想办法排便。可以用大骨头煮小鱼干，沥出汤来，喝掉汤之后，剩下来的小鱼干炒一下，口味不要太刺激，孕妇不是不能吃辣，但太重的味道容易造成肠胃负担，要是便秘情况更严重就不好了。

3.孕中晚期（怀孕 4~10 个月），全面进补

从孕中期起胎儿生长发育加快，需要大量丰富的营养。这个时期孕妇必须充足、均衡地摄取以下营养素：

优质蛋白质——是建造胎儿器官组织的重要部分。含优

质蛋白质较多的食品包括：牛羊肉、鸡鸭肉、兔肉、蛋类、鱼类、奶类、大豆、豆制品、果实类等。孕妇应该每天进食大约80~90克，而且，动物性蛋白质和植物性蛋白质应该搭配食用。

脂肪——是胎儿大脑发育的必需营养。其中的DHA能促进大脑细胞数量的增加和发育。含脑磷脂、卵磷脂、DHA最多的食物是动物性脂肪和植物性脂肪，如动物性食品、油脂，全脂奶制品、植物性油脂、谷类食品、鱼类油脂、坚果类食品等。脂肪的摄入量应占每日总热量的25%~30%。怀孕时随着动物性蛋白质摄入增多，摄入的脂肪也会随之增加，因此每天做饭时最好用植物油2~3匙。

碳水化合物（糖类）——是人体热量的主要来源，是胎儿新陈代谢必需的物质。含碳水化合物最丰富的食物是谷类（如大米、小米、玉米）、薯类、各种蔬菜和水果。

孕妇每日所需热量的50%~60%来自碳水化合物，一般比孕前增加50~100克为宜。如果在怀孕中晚期每周增加体重350克，说明碳水化合物摄入量合适，如果体重增加过多（水肿因素除外），则应适当减少碳水化合物的摄入量，避免胎儿生长过大，造成分娩时的困难。

微量元素——钙、铁、锌。钙是胎儿骨骼发育的必需物质。

从孕中期开始，胎儿发育需要大量的钙质，如果摄取不足，孕妇体内的钙就会向胎儿体内转移，由此影响孕妇和胎儿的健康。奶和奶制品的钙含量丰富吸收好，是最好的钙源，虾皮、小鱼、海带、荠菜、豆制品等也含钙丰富。每天摄取钙量应在1200毫克，同时孕妇应多晒太阳，以使钙在身体内合成维生素D，促进钙的吸收。

孕中期由于胎儿发育加速，铁的需要量也增加，如果铁的摄入不足或吸收不良则会发生缺铁性贫血，贫血严重时可引起胎儿发育迟缓、早产、死胎，孕产妇死亡率也增高。所以孕妇应多吃动物肝脏、瘦肉、禽类、鱼类、豆类、绿色蔬菜等以补充铁的不足。孕期如果缺锌可导致胎儿畸形，所以孕期应补充含锌量高的食品，如动物肝脏、瘦肉、蛋黄、鱼类、海产品、奶类食品。

维生素——与孕妇和胎儿密切相关的维生素有维生素A、维生素B_1、维生素B_2、维生素B_{12}、维生素C、维生素D、维生素E等。补充维生素A的食物有：蛋黄、牛肉、肝、南瓜、胡萝卜、菠菜等。补充维生素B_1的食物有：花生、大豆、肝、白薯及普通面粉等。补充维生素B_2的食物有：牛奶、干酪、大豆、蛋类、有色蔬菜、肝等。补充维生素D的食物有：肝、蛋黄、牛油、香菇等。补充维生素 E 的食物有：莴笋、油菜、花椰菜等。

孕妇进补禁忌

1.少吃油腻食物和甜食，这类食物热量高，营养价值低。

2.少用刺激性调料，如辣椒、咖喱、芥末等。

3.酸性食物吃得过多会改变母体血液酸碱度，影响胎儿的生长发育。

4.怀孕中末期会出现浮肿，这时要控制盐分摄入，禁食含盐量过高的食物，如豆腐乳等。

5.油条中的明矾含铝，对胎儿大脑发育不利。

6.红枣吃多了会引起腹部胀气，孕妇不宜多吃，可以喝些红枣汤。

7.土豆中的生物碱属类固醇糖苷生物碱，主要为龙葵碱和卡茄碱。其结构与人类的甾体激素，如雄激素、雌激素、孕激素等性激素相类似。如果孕妇长期大量地食用生物碱含量较高的土豆，蓄积在体内就可能导致胎儿畸形。孕妇还是以不吃或少吃土豆为好，特别是不要吃长期贮存、发芽、霉变的土豆。

8.不喝咖啡、浓茶。因为咖啡能导致不孕、骨质疏松、心肌梗塞、高血压和胎儿畸形；浓茶可能影响孕妇对铁的吸收。

9.不吸烟:吸烟会影响胎儿供氧。

10.少量饮酒可以促进睡眠、放松精神、增强食欲,但是饮酒过度会加重孕妇的肝肾负担。

孕妇进补食谱

清蒸枸杞虾(预防贫血)

【材　料】沙虾200克、枸杞15~20粒、葱1棵、姜3片

【调味料】

A料:米酒1/4小匙

B料:盐1/4小匙

【做　法】

1.葱洗净、切段,姜去皮、切片。

2.沙虾洗净,去除须角,并且挑除肠泥,洗净沥干备用。

3.沙虾分别排入深盘中,每只虾子不可重叠,撒上枸杞,铺上葱段、姜片,滴入A料,撒上B料即可。

4.蒸锅中倒入2杯水大火煮开,放入排好枸杞虾的蒸盘,隔水蒸5~7分钟即可关火端出。

营养分析:

1.虾子含优质蛋白质,易于消化,有补气健胃的作用。

2.枸杞可以补气，对头晕目眩、腰疼、腿软等症状具有改善功效。

此菜色泽鲜红，令人垂涎，富含优质蛋白质，可提供胎儿成长发育所需。

贴心提示

1.选择清蒸虾勿太大尾，肉质较粉嫩，以沙虾、活跳虾为最佳。

2.水开后再蒸煮虾子，可维持肉质嫩度，不至于太老硬。

老人进补，温和平实是关键

老人进补原则

人到老年，由于身体各组织和器官功能减弱，适当进补，可以强健身体、延缓衰老；反之，如进补不当，不仅补之无用，甚至会产生副作用。老人进补应遵循以下四个原则：

1.根据虚弱程度进补

虚的症状明确的，宜选用药补，因为药补功效确定、补力较强，见效相对较快。对于没有明确虚症，希望通过进补强身者，则选用食补更为合适。

2.根据局部症状进补

补品和补药各有特性，有些病症只宜于某一食物，有些病症则又非某一补药不能奏效，必须分别选用。例如血虚夜盲，服用猪肝、羊肝、鸡肝可以取得良好效果，以食补为宜；而气阴两虚，口渴、咽燥、疲乏无力者，服用西洋参以补气养阴，则以药补为上。

3.根据体质状况进补

消化功能较差的老年人，可选用粥补；阳虚畏寒的人或需借助酒性使药力散布全身者，可选用补酒；病后、手术后等精血大亏的人，可服食一些滋腻厚味的食物，如鸡、鸭、肉等。

4.根据服食方法是否方便进补

休养在家，制作方便，可以用各种补虚食品作为点心食用，也可佐餐服食；带虚工作，或远行旅游，则服补虚中成药比较方便。

老人进补禁忌

一忌凡虚必补

“虚则补之”是药膳进补的基本原则，但虚有阴虚、阳虚和气虚、血虚之别，若不辨寒热就胡乱进补，容易导致“火上加油”。而且根据中医先后缓急的治疗原则，用药膳者若有外邪存在，则宜先祛邪解表，不宜盲目进补。

二忌凡补必肉

动物性食物无疑是补品中的良剂，它不仅有较高的营养，而且味美可口。但肉类不易被消化吸收，若久服多服，对胃肠功能已减退的老年人来说，常常不堪重负。而肉类消化过程中的某些“副产品”，如过多的脂类、糖类等物质，又往往是心脑血管病、癌症等老年常见病、多发病的病因。因此，老年人的饮食应以清淡为主，蔬菜不容忽视。

三忌重“进”轻“出”

老年人由于气虚津液不足，虚性便秘非常多见。因此，在进补的同时，也应重视排便的及时和通畅。

四忌恒补不变

有些人喜欢按自己的口味，专服某一种补品，继而又从多年不变发展成“偏食”、“嗜食”，这对健康是不利的。因为药物和食物既有保健作用，亦有一定的副作用，久服多服会影响体内的营养平衡。尤其是老年人，不但各脏器功能均有不同程度的减退，需要全面系统地加以调理，而且不同的季节，对保健药物和食物也有不同的需求。因此，根据不同情况予以调整是十分必要的，不能恒补不变，一补到底。

五忌越贵越补

一些高贵的传统食品如燕窝、鱼翅之类，其实并无奇特的食疗作用，而十分平常的甘薯和洋葱之类的食品，却有值得重视的食疗价值。应根据需要来确定药膳，切勿凭贵贱来分高低，尤其是老年群体，更应以实用为滋补原则。

六忌带病进补

在患有感冒、发热、咳嗽等外感病症及急性病发作期时，要暂缓进补，否则，病情不仅得不到改善，甚至有恶化的危险。

七忌以药代食

对于营养不足而致虚损的人来说，不能完全以补药代替食物，应追根溯源，增加营养，平衡膳食与进补适当结合。

八忌盲目忌口

冬季吃滋补药时，一般会有一些食物禁忌。因此，有的人在服用补药期间，担心犯忌，只吃白饭青菜，严格忌口。这就大错特错，因为盲目忌口会使人体摄入的营养失衡，导致其他疾病的发生，反而达不到进补的作用。

老年人进补食谱

大枣核桃仁粥

原料：大枣（去核）100 克，核桃仁 50 克，粳米 50 克，冰糖 100 克。

做法：将大枣、粳米分别用清水浸泡，清洗干净，放入无油渍的锅中，加入核桃仁、清水，大火烧开，改小火煮约 1 小时，至成粥时放入冰糖即可。

功用：补气血、益五脏、悦颜色、抗衰老，为延年益寿首选粥品之一。

人参炖乌鸡

原料：净光乌鸡 1 只(300 克)，人参 100 克，母鸡 1 只(500 克)，葱段 25 克，姜片 20 克，胡椒粉 10 克，盐 5 克，料酒 7 克。

做法：1.将乌鸡腿别在肚腔内，入沸水氽烫过。人参用温水洗净。母鸡宰杀洗净备用。

2.将砂锅置大火上，加足清水，放入母鸡、葱段、姜片，烧开撇去浮沫，改小火慢炖，待母鸡五成熟时，将乌鸡和人参加入同炖，用盐、料酒、胡椒粉调味，炖至鸡肉酥烂时即成。

功用：补元气，益精血，补血补肾，对身体虚弱者补益极大。

贴心提示

煲汤并非时间越长越补

一直以来，都有汤越煲越香、越有营养的说法。事实真的是这样吗？

针对这个问题，营养机构专门做了实验，结果证明，煲汤中的营养并没有像人们所期望的那样有所增高。有些汤时间越长，蛋白质含量反倒越低。蔬菜汤的长时间加热则会彻底破坏各种维生素，甚至产生一些有害物质。所以，不用高压锅的情况下，煲汤根据材料的不同，时间最好为1~1.5小时。

煲汤时，把不同的材料在不同时间放进去，比如一些辅助性的中药需要的时间较长，可以先炒制或者直接放进锅里煮，离出锅1~1.5小时放肉食，离出锅半小时左右放土豆等蔬菜，出锅前才放蔬菜。这样既保证了汤的鲜美，又能防止营养流失。

考生进补，别忘减压

在高考或中考前，家长担心孩子脑力负担过重，总是想尽办法给孩子进补，各种各样的进补食物，各种各样的营养品……孩子吃了这些东西对考试真的有好处吗？其实，一方面突然吃大量的补品对孩子的健康没好处，甚至还可能出现副作用，轻者出现嗜睡、亢奋、头晕、腹痛等"补过头"的症状，重者甚至需要住院治疗，不仅影响了考试，还伤害了身体。另一方面，增加了家庭的经济负担，孩子的心理压力更大，反而考不好。

考前进补原则

1.补脑

考生在高考前的脑力消耗非常大，为了给孩子疲惫的大脑补充营养，很多家长天天让孩子吃大鱼大肉。其实过多食用大鱼大肉，会抑制考生大脑活力，产生不良情绪和负面心理。

考生应保证每天粮食摄入量300~500克。不要只吃大米白面，还应多吃含维生素和矿物质的粗杂粮。蔬菜和水果富含维生素、矿物质和膳食纤维，可使思维更加敏锐、头脑更加清晰。考生每天应摄入400~500克蔬菜（尤其是新鲜、时令绿叶蔬菜），100~200克水果。

2.补体力

肉、蛋、奶、豆和主食都可以补充体力。考生每天应喝半斤牛奶，吃一个鸡蛋，100~150克精瘦肉，50克豆及豆制品。此外，还要注意多喝白开水，不要多饮用饮料。

3.针对性进补

预防尿频。考试期间不少考生会因为喝水过多、紧张而老想上厕所。这就要从控制饮水量入手。考试当天，早餐少喝水、豆浆等饮品，以面食、煎鸡蛋为主，午餐以大米饭和炒菜为主，少喝菜汤。考完后则可多饮矿泉水，以供新陈代谢所需。

消除紧张。补充富含碘的食品，如海带、紫菜、海虾、海鱼等海产品。洋葱中的有效成分可稀释血液的浓度，改善大脑供氧状况，缓解精神紧张。多摄入一些新鲜的蔬菜和水果，特别是含果胶较多的食品，如南瓜、草莓、鸭梨、菠萝等，以便更好地清除紧张。

缓解疲劳。富含维生素C、B族维生素的食物，如枣、柑橘、西红柿、马铃薯、肉类、动物肝脏、肾脏和乳类等，能把人体疲劳所积存的代谢产物尽快地排出体外。多食碱性食品能平衡人体的酸碱度，使人消除疲劳。常见的碱性食品有柑橘、苹果、海带以及新鲜蔬菜等。含咖啡因的食物，如茶叶、咖啡和巧克力等，可使神经系统兴奋，能抵抗疲劳。考生可适当摄入一些碳酸饮料，如可乐、汽水等，既能解暑，也能补充水分。

保护视力。看书时间过久，眼睛容易疲劳，宜多吃胡萝卜、动物肝肾、红枣、白菜等富含维生素A的食物。同时，多喝茶对恢复和防止视力减退也有效。

应对失眠。过度紧张会影响正常睡眠，尽量不要用药，因为这种现象只是暂时的，可以通过食疗消除。取桑椹15克，水煎常服，或食用桑椹膏，有养血滋阴之功，可治失眠之症。

女生应对“特别日子”。所有女生都不希望自己的特别日子与高考时间重合，医生不主张用药物延迟经期，关键是让经期顺畅度过。木耳、玫瑰花(加鸡蛋)可缓解普通月经疼痛。经痛严重最好求诊解决。

促进食欲。食品色彩要鲜艳，新鲜的黄瓜、西红柿等各种颜色的蔬菜，可以放松心情。选用易于消化、增进食欲的食物，如藕粉、山楂和水果及鲫鱼、青鱼、鲤鱼等各种鱼类；进餐前饮用适时的冷饮可以促进食欲；午餐或晚餐最好有一道汤，既可补充水分和盐，又能促进食欲，如番茄蛋汤、酸菜汤、酸辣粉丝汤等。经常变换食谱，既能平衡膳食，又能刺激食欲。

考前进补禁忌

1.考前食谱忌大变

不要因考期临近而刻意改变饮食。在临考前及考试期间，饮食量都不要比平时增减太多。仅需在平时基础上微调即可，千万要避免“大鱼大肉管饱”的错误做法。

2.饮食最忌减主食

要保证主食的摄入量。以前人们总认为主食是配角，鱼类、肉类才是关键。其实这些食物只能补充蛋白质，大脑思维主要依靠的是葡萄糖，而主食才是葡萄糖的最主要来源。

3.忌食油腻忌偏食

考生切忌吃大量油腻的动物性食品。油炸食品易使人产生饱腹感，影响其他食物的摄入。建议多吃牛奶、鸡蛋等食物，也可以熬些绿豆粥、银耳莲子汤等，清淡滋补，容易消化。另外，当人体摄取食物酸碱平衡时，大脑才能处于最佳状态；否则，大脑功能就会衰退。因此，考生应注意营养均衡，切不可偏食。

4.忌以饮料代水

考生考前应多喝水，每天要保证 1200~1500 毫升的摄入量，切忌以饮料代替开水。白开水是最好的饮料，充足的水分可确保血液循环顺畅，并使大脑工作所需的氧得到及时供应。

含糖的饮料最好不要在饭前饮用，因为这些饮料易产生饱腹感，影响食量。考前可喝茶及咖啡提神，但不能太浓，浓茶及浓咖啡都有兴奋的作用，会影响睡眠。

5.零食忌选坚果类

零食可以适当吃，但要注意，油腻的食物及坚果类食物，如瓜子、花生等富含脂肪，不要多吃。甜食及奶油过多的食物也要少吃。不妨选择黄瓜、水果等，可以有效地控制食量。

考前进补食谱

方案一：

早餐：菜肉包 100 克（菜 20 克、肉 20 克、面 50 克），玉米面粥 50 克，鸡蛋一个，芹菜炒豆腐丝（芹菜 100 克、肉 20 克）；

午餐：大米饭 100 至 150 克，酱鸡翅 100 克（带骨），肉片焖扁豆(肉片 25 克、扁豆 80 克),黄瓜拌粉皮(黄瓜 100 克、粉皮 20 克),鸡毛菜土豆片汤(鸡毛菜 40 克、土豆片 20 克);

间餐:绿豆百合羹(150~200 毫升);

晚餐:馄饨(面 50 克,肉 30 克,菜 50 克),馒头一个(面 50 克),红烧鱼 100 克,素炒油麦菜 100 克;

晚加餐:酸奶 1 杯或水果 150 克。

方案二:

早餐:面包 2 片,鸡蛋 1 个,牛奶 1 杯(150~200 毫升),蜂蜜 5~10 克,水果 100~150 克。

午餐:大米饭 100~150 克,盐水虾 75 克,肉丝(20 克)炒洋葱(75 克),拌菠菜 100 克,西红柿(20 克)海带(10 克)蛋(10 克)花汤。

间餐:绿豆百合羹 150~200 毫升。

晚餐:小米粥 50 克,菜(20 克)肉(20 克)小笼包(面 50 克),红烧鱼 100 克,凉拌芹菜 100 克,山药 20 克。

晚加餐:酸奶 1 杯(150~250 克),或水果(150~200 克)。

方案三:

早餐:燕麦片粥 50 克,豆沙包 50 克,牛奶 1 杯,鸡蛋 1 个,水果 100~150 克。

午餐：大米饭 100~150 克，盐水鸭 100 克（带骨），韭菜（50 克）炒墨鱼丝（35 克），素炒苋菜 100 克，（胖头鱼）鱼头（1 个煮汤用）豆腐（50 克）黑木耳（5 克）汤。

间餐：西瓜 150~200 克。

晚餐：绿豆粥 50 克，烧卖 50 克，清蒸鱼 100 克，蔬菜沙拉（绿菜花 100 克，胡萝卜 30 克，生菜 20 克）。

晚加餐：红枣花生羹 150~200 毫升，或酸奶 1 杯，或水果 150~200 克。

第五章

习惯对了远离疾病

糖尿病

错误的饮食习惯

1.饥饿疗法

很多人都认为糖尿病是“富贵病”，认为应该让胃“重温”过去的艰苦岁月，于是开始采用饥饿疗法。

这种方法对病情不但无益，反而有害。由于主食摄入不足，总热量无法满足机体代谢的需要而导致体内脂肪、蛋白质过量分解、身体消瘦、营养不良甚至产生饥饿性酮症，会出现四肢乏力、大汗淋漓、血糖过低的症状。

可以多吃一些蔬菜水果类低热量、高容积的食品，尽量少食多餐，适当吃些粗粮。

2.全素食、全杂粮主义

为了避免血糖过高，一些病人采取只吃素食或杂粮等极端手段。如果吃太多的粗粮，可能增加胃肠的负担而且影响营养素的吸收，长期的话会造成营养不良。通常情况下，选择粗粮、细粮都可以。但无论粗粮、细粮，均要按照糖尿病饮食处方而定。科学研究表明，精制粮与粗粮6:4时为最佳状态。

3.彻底无糖主义

很多糖尿病人谈糖色变，其实，咸面包、咸饼干以及市场上大量糖尿病专用甜味剂食品都不含糖，可以用来充饥，无需控制。所谓的无糖食品，一般指的是不含蔗糖或用其他的甜味剂如木糖醇替代葡萄糖，这些甜味剂有些是低热卡糖或不产热卡糖，但无糖饼干、无糖面包、咸面包、咸饼干都是粮食做的，与米饭、馒头一样，吃下去也会在体内转化成葡萄糖而导致血糖升高，其中可能含有其他的糖类，如果糖、乳糖等。

4.完全靠吃药，不控制饮食

一些应酬比较多的糖尿病患者，每次应酬结束，回家就擅自加大药物剂量，误以为饮食增加了，多吃点降糖药物就可以把多吃的食物抵消掉，其实这种自作主张加大服药剂量的方法是错误的。应酬时尤其不能贪杯，应该改为多饮水，而且要严格做到定时定餐。

正确的饮食习惯

1.定时定量进食，控制每天总热量的摄入，坚持少食多餐的原则。

2.尽量避免含高糖分的食物，如糖、甜味调味料、甜品、饮品和甜点。

3.适量吃一些含高淀粉质的食物，如粥、粉、面、饭、面包、饼干等。

4.适量补充蔬菜、水果、粗粮等含高水溶性纤维的食品；

5.选择植物油，如花生油、芥花籽油等；尽量少采用动物脂肪，如猪油、牛油。

6.坚决不吃油炸食品，并多选用蒸、炖、炆、焓、灼、焗等低油量煮食方法。

7.烹调肉类或家禽时，宜先将肥膏和皮层去掉，以减少脂肪的摄取。

8.坚决戒酒。

贴心提示

糖尿病人宜吃的蔬菜

含碳水化合物及热量极少的蔬菜。进食量较大时，应扣除相应量的主食。一般来说，对含碳水化合物量很少的蔬菜不作严格的限制。这些蔬菜包括大小白菜、油菜、鸡毛菜、菠菜、芹菜、韭菜、雪里蕻、莴笋、西葫芦、冬瓜、黄瓜、西红柿等。

对含碳水化合物中等量的蔬菜要适当限制。每吃200~400克应扣除主食25克。这类蔬菜包括卷心菜、蕹菜、苋菜、丝瓜、茭白、冬笋、白萝卜、胡萝卜、大葱、洋葱、豆角、四季豆等。

对含碳水合物量大的蔬菜应严格限制，并详细计算营养成分从主食中扣除。这类蔬菜包括马铃薯、芋头、藕、大蒜、豌豆、蚕豆等。

心脏病

错误的饮食习惯

1.饮酒过量

过量的乙醇摄入能降低心肌的收缩能力。对于患有心脏病的人来说，酗酒不仅会加重心脏的负担，甚至会导致心律失常，并影响脂肪代谢，导致动脉硬化的形成。

2.嗜食刺激性食物

辣椒、芥末等会使心跳加快，增加心脏负担。且这类食品能导致大便秘结，排便困难过于用力，可加重心脏负担，甚至发生不测。

3.口味过重

食盐摄入过量会免造成体内水钠潴留，加重心脏的负担。

正确的饮食习惯

1.饮食要“三低”

高脂血症、不平衡膳食、糖尿病和肥胖都和膳食营养有关，所以，从心脏病的防治角度看，营养因素十分重要。原则上应做到“三低”，即：低热量、低脂肪、低胆固醇。

2.避免刺激性食物

应避免一切辛辣刺激性的食物，如酸辣、过冷、过烫、葱蒜、豆类等胀气食物，以及粗粮和富含渣滓的食物等。凡是能促使胃酸分泌较多的肉汤、鸡汤等鲜汤、浓茶均不宜饮用。采取少食多餐方式以中和胃酸，并减少胃部的过重负担。

3.经常喝茶

经常喝茶有助于降低因心脏病发作而死亡的危险。这主要归功于茶叶中所含的天然抗氧化剂类黄酮。研究表明，类黄酮有降低心血管疾病发病率和死亡率的作用。

4.每周至少吃一次鱼

据美国医学会的期刊报道，每周吃 1 次鱼的女士，比起每月才吃 1 次鱼的女士，患心脏病或死于心脏病的危险减少 1/3。当然，吃鱼对男士也有同样的好处。

5.多吃粗粮

粗粮属于高纤维食物，常吃谷类能减少患心脏病和糖尿病的危险。研究还证明,吃淀粉类谷物越多的人,发生肠癌的机率也越低。

贴心提示

预防心脏病的食物

经常食用含有抗氧化剂如维生素C(如,西瓜、尖辣椒、芦笋、甘蓝、梨、蕃茄、鲜枣和猕猴桃等)及维生素E(如,小麦的胚芽油、玉米油、坚果、核仁和深绿色的蔬菜等)和β-胡萝卜素(如,柑橙、柿、杏、蕃茄、胡萝卜、木瓜、甘蓝、菠菜等)的食物,可以有效预防心脏病的发生。

高血压

错误的饮食习惯

1.吃得太细

以精细饮食为主的生活习惯会导致人体摄入过多的高热量食物,使血管硬化加速而过早出现高血压症状。

2.过度饮酒

饮酒过多是诱发高血压的重要因素。

3.口味过重

血液中钠离子超标会引起血压升高。

正确的饮食习惯

1.三餐合理

饮食安排应少量多餐,避免过饱;高血压患者常较肥胖,必须吃低热能食物, 总热量宜控制在每天 1400~1600 千卡左右,每天主食 150~250 克,动物性蛋白和植物性蛋白各占 50%。

不伴有肾病或痛风病的高血压病人，可多吃大豆、花生、黑木耳或白木耳及水果。

晚餐应少而清淡，过量油腻食物会诱发中风。食用油要用含维生素 E 和亚油酸的素油；不吃甜食。多吃高纤维素食物，如笋、青菜、大白菜、冬瓜、番茄、茄子、豆芽、海蜇、海带、洋葱等，以及少量鱼、虾、禽肉、脱脂奶粉、蛋清等。

2.低盐饮食

每人每天吃盐量应严格控制在 2~4 克，即约 1 小匙。食盐量还应减去烹调用酱油中所含的钠，3 毫升酱油相当于 1 克盐。咸（酱）菜、腐乳、咸肉（蛋）、腌制品、蛤贝类、虾米、皮蛋、以及茼蒿菜、草头、空心菜等蔬菜含钠均较高，应尽量少吃或不吃。

3.多吃高钾食物

富含钾的食物进入人体可以对抗钠所引起的升压和血管损伤作用，可以在食谱中经常“露面”。这类食物包括豆类、冬菇、黑枣、杏仁、核桃、花生、土豆、竹笋、瘦肉、鱼、禽肉类，根茎类蔬菜如苋菜、油菜及大葱等，水果如香蕉、枣、桃、橘子等。

4.多吃鱼

不论对哪种高血压患者，鱼都是首选。

5.多吃水果蔬菜

每天人体需要 B 族维生素、维生素 C，可以通过多吃新鲜蔬菜及水果来满足。有人提倡，每天吃 1~2 只苹果，有益于健康，水果还可补充钙、钾、铁、镁等。

6.注意补钙

有人让高血压患者每天服 1 克钙，八星期后发现血压下降。因此应多吃些富含钙的食品，如黄豆、葵花子、核桃、牛奶、花生、鱼虾、红枣、鲜雪里蕻、蒜苗、紫菜等。

7.注意补铁

研究发现，老年高血压患者血浆铁低于正常，因此多吃豌豆、木耳等富含铁的食物，不但可以降血压，还可预防老年人贫血。

贴心提示

常见降压食物：

蔬菜：芹菜、茼蒿、苋菜、汕菜、韭菜、黄花菜、荠菜、菠菜、茭白、芦笋、萝卜、胡萝卜、冬瓜、西红柿、荸荠、马蹄；

水果：西瓜、山楂、柠檬、香蕉、红枣、桑椹；

产类：海带、紫菜、海蜇、海参、青菜、海藻、牡蛎、鲍鱼、虾皮、银鱼。

其他：菊花、罗布麻、芝麻、豌豆、蚕豆、绿豆、玉米、荞麦、花生、西瓜子、核桃、向日葵子、莲子心、牛奶(脱脂)、猪胆、牛黄、蜂蜜、食醋、豆制品、黑木耳、白木耳、香菇。

高脂血症

错误的饮食习惯

1.爱吃甜食

糖可在肝脏中转化为内源性甘油三酯，使血浆中甘油三酯的浓度增高，所以应限制甜食的摄入。

2.饮酒过度

酗酒或长期饮酒，刺激肝脏合成更多的内源性甘油三酯，使血液中低密度脂蛋白的浓度增高，引起血脂异常。

3.高脂肪食品食用过量

严格选择胆固醇含量低的食品，如蔬菜、豆制品、瘦肉、海蜇等，尤其是多吃含膳食纤维多的蔬菜，可以减少肠内胆固醇的吸收。

正确的饮食习惯

1.低热饮食

有部分高血脂患者体型肥胖，因此，减少总热量是主要的减肥方法，通常是每周降低体重 0.5~1 公斤合适。

2.低脂、低胆固醇饮食

血中甘油三酯受饮食影响较大，而胆固醇受饮食的影响相对要小。但长期大量进食高胆固醇的物质如蛋黄、动物内脏、鱼籽、脑等，也可以导致高血脂。有研究表明：有的食品除营养丰富外，还可以降低胆固醇：

豆制品：含有丰富的优质蛋白质，可以提高身体对蛋白的利用，经常食用可使血中胆固醇含量明显降低；

香菇、黑木耳：是自古以来的素食佳品，香菇的主要有效成分在菌帽，黑木耳的主要成分是水溶性的，烹调后，多存在汤中；

洋葱、大蒜：每天食入一枚中等大小的洋葱，能使血中有害胆固醇转化成有益心脏的胆固醇。大蒜也可使血中总胆固醇降低。

海鱼类：含有大量高级不饱和脂肪酸，具有降低胆固醇作用。

脱脂牛奶、酸奶：人长期饮用脱脂牛奶、酸奶，其血中胆固醇含量比一般患者少50%以上。

茶叶：试验证明饮茶能降低胆固醇，防止动脉粥样硬化。牧民长期食用大量肉类，但心脑血管疾病发生率并不高，与常喝茶及运动有关。

高纤维饮食：膳食纤维被称为现代人的第七营养素，可以阻止胆固醇的吸收，降低血胆固醇的含量。燕麦是首选食物，每日服用60~70克，总胆固醇至少可降低5%左右，使患心脏病的危险下降10%。其他还有粗杂粮、干豆类、海带、新鲜的蔬菜、水果等。

贴心提示

高血脂患者一天食谱

早餐：豆浆200毫升或脱脂牛奶、酸奶200毫升，素饼1两，煮熟豆子(黄豆)10克。

午餐：标准粉、玉米面两面馒头100克，籼米稀饭50克，瘦猪肉25克，炒青椒100克，炒豆角100克。

晚餐：籼米饭150克，小白菜100克，熬豆腐50克，粉条10克，鲤鱼20克，土豆丝100克。

全天烹调用植物油:12 克。

高血脂患者应当吃得明白,吃得健康。尽早改善饮食结构,是治疗高脂血症的首要步骤,也是调脂药物治疗必不可少的前提。但要说明的是,有些患者仅仅靠调节饮食不能达到降脂目的,还要辅以一定的调脂药物等其他治疗措施。

感冒

错误的饮食习惯

1.偏食

偏食可引起维生素C、维生素A缺乏。维生素C是一种水溶性物质，可以提高中性白细胞和淋巴细胞的杀菌和抗病毒能力，减轻感冒症状，还可以缩短病程。维生素A是一种脂溶性物质，可以稳定人体上皮细胞膜，维持皮肤和黏膜结构的完整，增强人体免疫功能。

2.“三高”食品

长期吃高脂肪、高蛋白、高糖等“三高”食品，会降低人体免疫功能，容易引起感冒。食用过多的糖，不仅会导致食欲不振、脾胃虚弱，还会导致体内失水，引起口干舌燥及上火症状，从而易发生上呼吸道感染。

正确的饮食习惯

1.多吃碱性食品

健康人体组织和体液是呈弱碱性的，这种环境不利于病毒等微生物的繁殖。因此，维持机体的碱性环境对防治感冒十分重要。蔬菜、水果、奶类、豆类等食品含钠、钾、钙、镁等元素较多，能使人体组织、体液呈碱性。适当多食碱性食物对感冒的防治十分有效，而肉类等高脂肪饮食则应少食。

2.多吃富含钙、锌元素及维生素的食物

对病毒有一定的抑制作用。萝卜、梨、猕猴桃、柑橘及各种蘑菇能提高人体的免疫力，适当多食对预防感冒有一定作用。

3.吃清淡的食物

感冒时，体质减弱，消化能力降低，要尽量避免食用难消化而油腻的食品，应选用含丰富蛋白质而又容易消化的食物，如牛奶、豆腐、鱼类，不应吃肥腻的鸡、鹅、油炸食品。

4.吃软质食物或流食

感冒病人宜食粥、藕粉、面条等稀软的食物。另外，根据病情，风寒型者宜多吃葱、生姜、大蒜等发汗散寒食品；风热型者宜多食有助于散热、清热的食品，如绿豆、萝卜、白菜等。

贴心提示

感冒时饮食的四大禁忌:

一忌多吃鸡蛋:鸡蛋所含营养的确丰富,但不宜在发烧期间多吃鸡蛋。因为鸡蛋内的蛋白质在体内分解后,会产生一定的额外热量,使机体热量增高,加剧发烧症状,并延长发热时间,增加患者痛苦。

二忌多喝茶:喝浓茶会使大脑保持兴奋的状态,且使脉搏加快,血压升高,进而使患者体温升高、烦躁不安。同时,茶叶水会影响药物的分解、吸收,降低药物的疗效。

三忌多喝冷饮:如果是不洁食物引起的细菌性痢疾等传染病导致的发烧,胃肠道功能下降,多喝冷饮会加重病情,甚至使病情恶化而危及生命。

四忌多食蜂蜜:发烧期间应以清热为主,不宜滋补。蜂蜜是益气补中的补品,如果多服用蜂蜜,会使患者内热得不到很好的清理、消除,还容易并发其他病症。

咳嗽

错误的饮食习惯

1.嗜食辛辣等刺激性食物

辛辣类食物对喉部粘膜有刺激性作用，咳嗽期间应禁食。

2.吃寒凉食品

在咳嗽期间更应禁食寒凉，包括：冷饮、冰棍、冰镇汽水、从冰箱刚拿出来的水果等。这样才能保持肺功能正常，从而减少患感冒、咳嗽的几率。

正确的饮食习惯

1.清淡饮食

可多食百合、莲子、山药、木瓜、梨、杏仁、萝卜等，少食或禁食橘子、芦柑、鱼虾、辛辣油腻食物，禁止吸烟。

2.多喝水

肺喜润恶燥。中医认为秋天多风少雨，气候干燥，会出现

"秋燥",所以在秋天饮水防燥尤为重要。

贴心提示

治疗咳嗽饮食妙招

大量饮水

大量饮水是最直接有效缓解咳嗽的方法,每天喝4~6大杯水,可以有助于稀化粘痰,使其容易咳出。饮水以白开水或淡糖水为宜,不宜饮用含咖啡因或酒精的饮料。此外,保持环境湿度也能起到相同的作用。

雪梨汤

雪梨有润肺消痰、降火涤热的功能。可以用雪梨切块直接加白糖炖汤,也可以与冬瓜、猪肺等混合炖汤,雪梨汤仅适合不带痰的咳嗽患者。

萝卜冰糖

冰糖有润喉化痰的作用,先用榨汁机把青萝卜榨成汁,放入冰糖后加热,趁热服下,每日3次。

骨质疏松

错误的饮食习惯

1.饮食不规律

如三餐不按时吃，暴饮暴食等不规律的饮食习惯，都可能会引起钙吸收的紊乱，导致骨质疏松。

2.饮食过于丰盛

长时间的饮食过量，会导致营养过剩，血液运输能力和身体钙吸收能力降低，从而导致骨质疏松。

正确的饮食习惯

1.适量补充蛋白质

蛋白质是组成骨基质的原料，可增加钙的吸收和储存，对防止和延缓骨质疏松有利。如奶中的乳白蛋白，骨头里的骨白蛋白，核桃中的核白蛋白，蛋类的白蛋白，都含有弹性蛋白和胶原蛋白，维生素 C 对胶原合成有利，故老年人应有充足的蛋白质与维生素C。

2.补钙

膳食中应给予充足的钙，正常成年人(18~50岁)每日达800毫克，老年人应给予1000毫克。目前国内市场各类钙片很多，除饮食补充外，可适当补充钙剂，但要注意钙的结合形式。如碳酸钙，吸收较差，乳酸钙的含量很低。不要盲目的补充维生素A、D丸，服食超量可引起中毒症状，一定要在医生的指导下服用。只有膳食中的钙与蛋白质结合后，才能充分的被机体所利用，所以提倡膳食中补钙。建议每日250克牛奶，即补充约250毫克的钙。另外，还应从其他含钙丰富的食品补充，如豆制品等。

3.注意烹调方法

一些蔬菜如菠菜、苋菜等，含有较多的草酸，影响钙的吸收。如果将这些菜在沸水中焯一下，滤去水再烹调，可减少部分草酸。再则谷类中含植酸酶，可分解植酸盐释放出游离钙和磷，增加利用率。植酸酶在55℃环境下活性最高，为了增加植酸酶的活性，可以先将大米加适量的水浸泡后再洗，在面粉、玉米粉、豆粉中加发酵剂发酵并延长发酵时间，均可使植酸水解，使游离钙增加。

4.少饮酒

过量饮酒会影响钙的吸收，所以应少饮或不饮酒。

贴心提示

补钙吃肉皮比喝骨头汤更有效

因为皮肤的真皮层主要是由胶原（一种纤维状蛋白质）组成，所以肉皮中所含蛋白质85%是以胶原形态存在。而骨头的主要成分也是胶原。此外骨头中还有少量的磷酸钙和碳酸钙，使骨头既具有弹性又具有硬度。胶原具有弹性，又叫弹性蛋白，如果骨头缺少胶原，弹性会降低。钙少了硬度低，胶原与钙盐的巧妙结合使骨头具有了硬而不脆的特点。胶原是有机物，钙是无机物，通常随着年龄的增长有机物减少，无机物增多，所以青年的骨头具有韧性，老年人骨头具有松脆性，比较容易骨折。

骨有软骨和硬骨之分，上面说的是硬骨。至于软骨的成分，几乎全是胶原，钙的含量可以说相当少。椎间盘的建筑材料就是胶原。健康的椎间盘有时承受巨大的压力而被压歪，因为有弹性，还可以恢复原位。椎间盘长时间不归位，就会钙化，后果非常严重。容易骨折也好，容易椎间盘突出也好，都是骨弱的表现。补骨一定要蛋白质、维生素和钙三管齐下。因为无论是硬骨还是软骨都是以胶原为原料的，而胶原要靠蛋白质和充分的维生素C来制造，所以吃肉皮可以补钙。

骨头汤内含有丰富的营养物质，特别是蛋白质和脂肪，对人体健康十分有益。但单纯靠喝骨头汤绝对达不到补钙的目的。检测证明，骨头汤里的钙含量微乎其微，更缺少具有促进钙吸收的维生素D。因此，骨质疏松症患者切莫被骨头汤补钙的传言所误导。另外，对老人而言，骨头汤里溶解了大量的骨内脂肪，经常食用还可能引起其他健康问题。

痛经

错误的饮食习惯

1.嗜喝咖啡

咖啡、茶、巧克力中所含的咖啡因，会导致神经紧张，可能促成月经期间的不适，咖啡所含的油脂也刺激小肠。

2.经期饮酒

如果月经期间容易出现水肿，喝酒将加重此问题。适当的葡萄酒没有影响。

3.使用解尿剂

许多女性认为利尿剂能减轻月经的肿胀不适，其实，利尿剂会将重要的矿物质连同水分一同排出体外，应减少摄取盐及酒精等会使水分滞留体内的物质。

正确的饮食习惯

1.经前 3~5 天饮食要清淡

月经来潮前 3~5 天内饮食宜以清淡易消化为主。应进食易于消化吸收的食物，不宜吃的过饱，尤其应避免进食生冷食品，因生冷食品会刺激子宫、输卵管收缩，从而诱发或加重痛经。

2.少食刺激性食物

月经期间更应避免一切生冷及不易消化和刺激性食物，如辣椒、生葱、生蒜、胡椒、烈性酒等。此期间病人可适当吃些有酸味的食品，如酸菜、食醋等，酸味食品有缓解疼痛作用。

3.多吃润肠食物

痛经者无论在经前或经后，都应保持大便通畅，因便秘可诱发痛经并增加疼痛感。尽可能多吃些蜂蜜、香蕉、芹菜、白薯等。适量饮点葡萄酒，能够起到舒畅情志、疏肝解闷的作用，使气机和利。另外，葡萄酒味辛甘性温，辛能散能行，对寒湿凝滞的痛经症，可以散寒祛湿、活血通经；甘湿能补能缓，对气血虚弱而致的痛经，又能起到温阳补血、缓急止痛的效果。

痛经患者平时饮食应多样化，不可偏食，应经常食用有理气活血作用的蔬菜水果，如荠菜、洋兰根、香菜、胡萝卜、橘子、佛手、生姜等。身体虚弱、气血不足者，宜常吃补气、补血、补肝肾的食物，如鸡、鸭、鱼、鸡蛋、牛奶、动物肝肾、鱼类、豆类等。

4.保持饮食均衡

少吃过甜或过咸的食物，因为它们会导致胀气及行动迟缓，应多吃蔬菜、水果、鸡肉、鱼肉，并尽量多餐。

5.服用维生素B族

许多病人在每天摄取适量的维生素及矿物质之后，很少发生经痛。建议服用综合维生素及矿物质，最好是含钙并且剂量低的，一天可服用数次。

6.补充矿物质

钙、钾及镁矿物质，也能帮助缓解经痛。专家发现，服用钙质的女性，比未服用的少经痛。镁也很重要，因为它能帮助身体有效地吸收钙。不妨在经前及期间，增加钙及镁的摄取量。

贴心提示

缓解痛经的几个小方法：

牛奶

牛奶中含有丰富的钾，对痛经有一定的缓解作用。睡前一杯牛奶，既能缓解疼痛，又能帮助睡眠。

蜂蜜

蜂蜜中含有丰富的镁，和钾一样，对缓解痛经有好处。疼痛的时候可以在热水或热牛奶中加一勺蜂蜜。

腰部运动

先跪在地板或床上，做跪坐的姿势，然后腰部向左扭，双手向相反的右边地板伸展，从一数到十，然后反方向进行。这样可以促进腰部血液循环，减少月经带来的疼痛。

按摩合谷穴

痛发剧烈时，用拇指指甲掐按合谷穴(取穴时，拇指和食指张开，位于掌骨延长角的交点即是)，可以起到很好的止痛效果。20~30次，手法宜重，刺激应强，以增强其行气止痛的作用。痛经因有周期性发作的规律，手部按摩可在月经来潮前1周进行，连续3个月为一疗程，经过1~2个疗程可基本治愈。